小牛顿 科学与人文

将科学的触角伸入更多领域，让科学更生动更有趣

内附科学视频

为什么看着酸梅可以止渴？
成语中的人体医学

小牛顿科学教育有限公司 / 编著

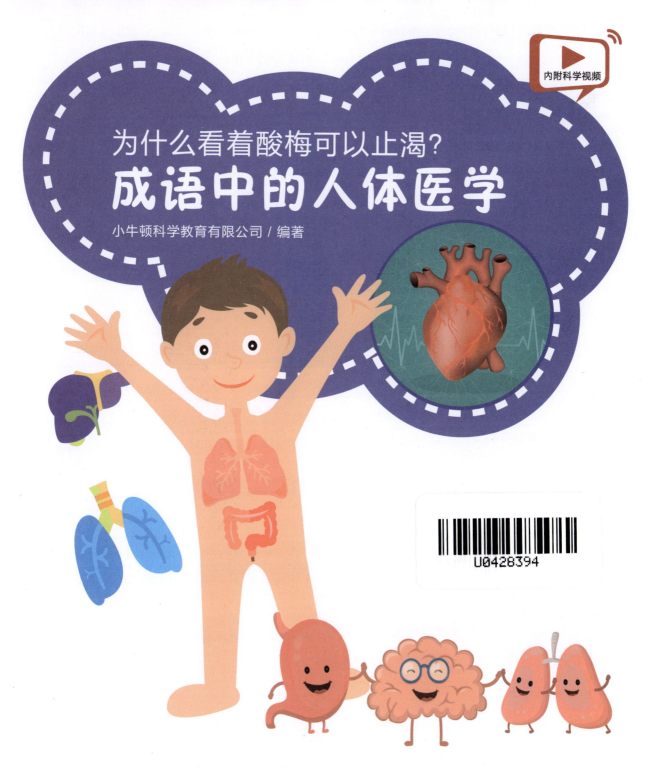

中国出版集团　现代出版社

小牛顿 科学与人文

来自海峡两岸极具影响力的原创科普读物"小牛顿"系列曾荣获台湾地区 26 个出版奖项，三度荣获金鼎奖。"科学与人文"系列将"科学"与"人文"相结合，将科学的触角伸入更多领域，使科学更生动、多元、发散。全系列共 12 册，涉及植物、动物、宇宙、物理、化学、地理、人体等七大领域。用 180 个主题、360 个科学知识点来讲解，并配以 47 个有趣的科学视频进行拓展，扫描二维码即可快捷观看，利用多媒体延伸阅读。本系列经由植物学、动物学、天文学、地质学、物理学、医学等领域的科学家和科普作家审读，并由多位教育专家、阅读推广人推荐，具有权威性。

科学专家顾问团队（按姓氏音序排列）

崔克西　新世纪医疗、嫣然天使儿童医院儿科主诊医师

舒庆艳　中国科学院植物研究所副研究员、硕士生导师

王俊杰　中国科学院国家天文台项目首席科学家、研究员、博士生导师

吴宝俊　中国科学院大学工程师、科普作家

杨　蔚　中国科学院地质与地球物理研究所研究员、中国科学院青年创新促进会副理事长

张小蜂　中国科学院动物研究所研究助理、科普作家、"蜂言蜂语"科普公众号创始人

教育专家顾问团队（按姓氏音序排列）

胡继军　沈阳市第二十中学校长

刘更臣　北京市第六十五中学数学特级教师

闫佳伟　东北师大附中明珠校区德育副校长

杨　珍　北京市何易思学堂园长、阅读推广人

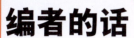

编者的话

中国源远流长的五千年文明，浓缩发展出了充满智慧的成语。

成语除了比喻意义，其中所描写的现象，是否能用科学概念来解释呢？在这些成语背后，其实有与其息息相关的科学知识，本系列将之分为人体医学、动物、植物、宇宙、物理、化学、地球奥秘等多个领域。本书以深入浅出的文字，搭配精细的图解，来说明所蕴含的科学原理，让孩子在阅读成语故事时，也能学习科学知识。

"千钧一发""唇亡齿寒""肝胆相照"……这些成语里的"发""唇""齿""肝"与"胆"等，在我们人体中有什么重要的功能呢？为什么要用"肝胆"相照，而不用"心肝"相照呢？为什么"望梅"能够止渴呢？本书根据成语背后的传说、意义及用法，编写出生动有趣的小故事，这些介绍人体器官、身体构造及生理反应的科学知识，都在本书中有所解答。

快来一起看看这本兼具趣味性、知识性与思考性的书吧，让孩子对成语有更深刻的了解与体会！

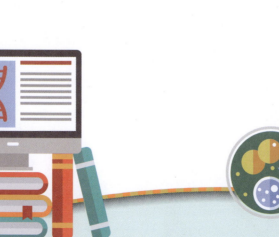

目录

04 当机立断
人体总司令——脑
大脑的功能

08 黄粱一梦
休息是为了走更远的路
梦与睡眠

12 千钧一发
三千烦恼丝
头发的构造

16 大开眼界
灵魂之窗——眼睛
眼睛与视力

20 震耳欲聋
最高级的音响——耳朵
耳朵与声音

24 唇亡齿寒
表情丰富的演员——嘴巴
唇与齿

28 咬紧牙关
牙齿的功能
牙齿保健

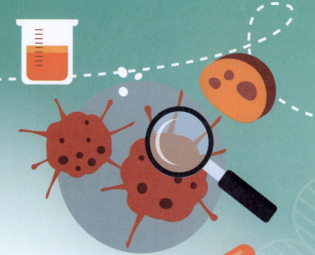

32 望梅止渴
反射动作
舌头与味觉

36 嗤之以鼻
身体的空气调节器
鼻子与嗅觉

40 肝胆相照
肝与胆
人体的化工厂

44 柔肠百结
把食物变成养分
小肠与大肠

48 血气方刚
血液与血管
人体内的特殊部队

52 筋疲力尽
运动的最佳拍档
运动与肌肉

56 不寒而栗
神秘的器官——内分泌
人体的生理反应

60 日出而作，日入而息
适应环境的生理时钟
生理时钟

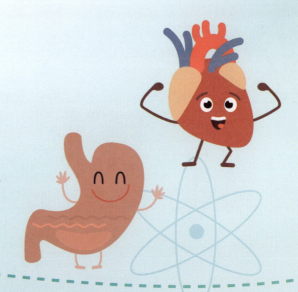

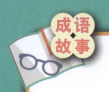

当机立断

用法： 形容一个人做事果断，在紧要关头能立刻做决断。

北宋时期，有一个小朋友名叫司马光，十分聪明机智。有一天，他和同伴在庭院玩捉迷藏的游戏。

"1、2、3……躲好了没？"负责找的小朋友大声问道。

"还没！"小朋友们四处寻找着可以躲藏的地点。

有个小男孩儿看到一口好大的缸，他沿着旁边的假山往上爬，探头一看，原来大缸是个储水的水缸。小男孩儿突然脚下一滑，重心不稳，整个人掉进水缸里了！他挣扎着呼救，小朋友们全都聚集了过来。

"怎么办？水缸又大又深，我们要怎么救他呢？"大家慌了手脚。

这时，司马光想到一个好办法，"快去找石头来打破水缸救人！"

大家赶紧找来一块大石头，司马光奋力将它砸向水缸，水缸破了一个大洞，水"咕嘟咕嘟"地流出来，小男孩儿也跟着滑出水缸了。

小小年纪的司马光，靠着机智的头脑，迅速判断情况，想出对策，救了朋友的性命呢！

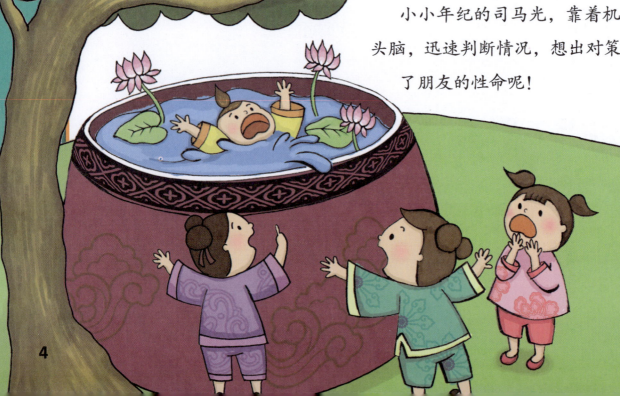

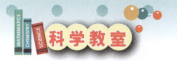 科学教室

人体总司令——脑

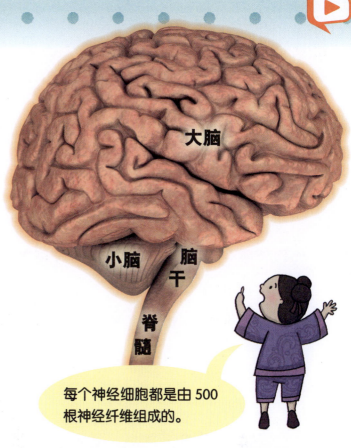

人类自称万物之灵，因为我们拥有发达的头脑。不论看书、写字、唱歌、运动、思考等，都必须要用到头脑。

人脑总重约1400克，由大脑、小脑及脑干组成，含有140亿个神经细胞。大脑的体积最大，位于脑干上方，分为左、右两个半球，掌管人体思考、语言、认知、学习、情感等。

小脑体积只有大脑的1/8，主要负责身体平衡及肌肉的协调，如果小脑受损，将出现平衡欠佳、步态失调等症状。

脑干与脊髓相连，负责呼吸和血管的收缩扩张等重要功能，又称为生命中枢，我们无法控制这部分的脑部活动。

每个神经细胞都是由500根神经纤维组成的。

生命中枢

因脑部受伤而昏迷不醒的植物人，若脑干依然完好，还能控制身体的重要机能，虽然活着，但已不能行动。

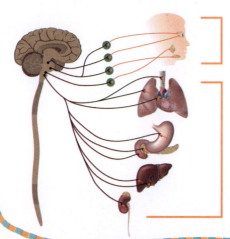

掌管头部的反射行为

掌管身体器官的反射行为

扫一扫，看视频

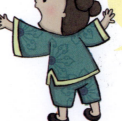
打喷嚏、咳嗽、吞咽等，都是由生命中枢来控制的哦！

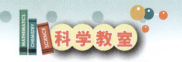

大脑的功能

人体的大脑表面布满褶皱，这些褶皱可以增加面积，扩大脑部的功能，平摊开来有半张《人民日报》的大小。

大脑分为左、右两个半球，其中85%的神经细胞聚集在表面一层薄薄的灰色组织里，这层灰色组织称为大脑皮质，上面有许多沟状回路构造，蕴含的神经元细胞达百亿之多，它负责接收从身体感官传来的资讯，并决定要做出什么反应。进入脑部的感觉刺激有40%是从视觉神经传来的，而大脑对99%以上的

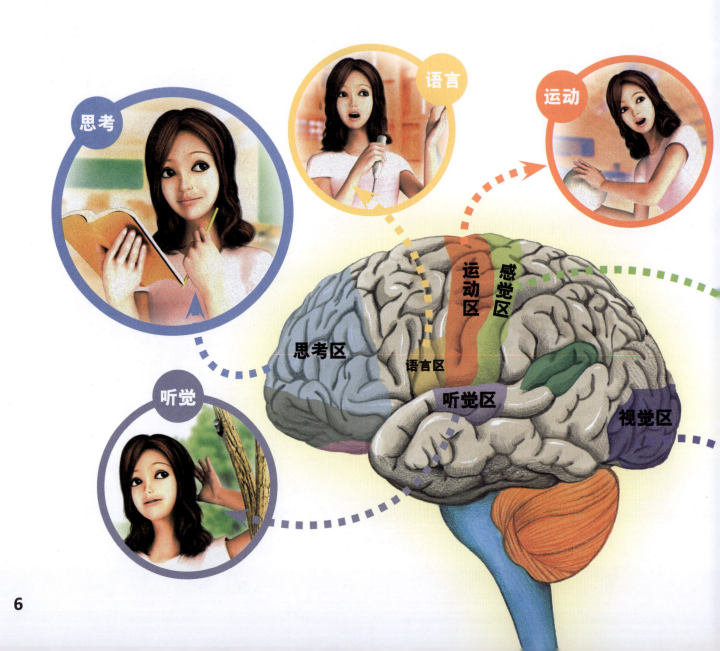

信息都不予理会，例如生理活动、衣服与皮肤的摩擦等。

一般而言，左脑负责语言、计算等逻辑思考，右脑负责音乐、艺术等创造直觉。左、右脑中间有大脑胼胝体连接，综合处理所有资讯。

人脑的重量会随年龄而逐渐增加，但在大约30岁以后，脑神经细胞会逐渐减少，每天减少数万到数十万个，脑部开始老化。不过智慧并非决定于神经细胞的数目，而是决定于神经的回路。

人类脑部的"工作量"很大，一天需要消耗的能量，约占整个人体消耗量的20%。为了使头脑更灵活，要多用脑、常运动、注意营养与睡眠哦！

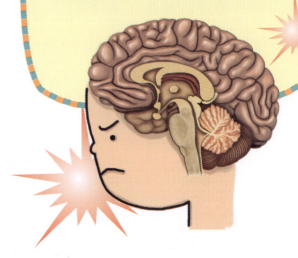

掌管情绪的边缘系统

边缘系统包括海马回、杏仁核、扣带回、视丘和下丘脑，对我们的情绪反应、学习记忆功能有很大影响。研究指出，边缘系统失调的病人，受到刺激时会产生强烈的情绪反应。

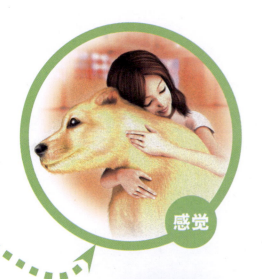

感觉

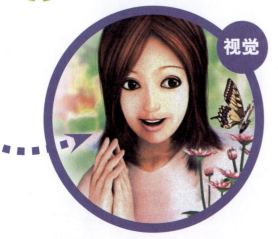

视觉

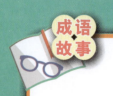

黄粱一梦

用法: 比喻荣华富贵像一场梦一样短暂,想要实现的好事落得一场空。

卢生是个贫困潦倒的书生,有一天投宿旅店时,想起自己人生不得志的种种困境,不禁连连叹气。一位道士听了卢生的遭遇后,拿出一个枕头给卢生,说:"你用这枕头睡一觉吧!保证你一切如意。"

卢生拿着道士给的枕头,看到旅店主人正在屋檐下煮黄粱,心想:"那就休息一下吧,醒来正好可以吃黄粱饭。"于是便睡在枕头上,很快就进入了梦乡。他梦见自己娶了大财主的女儿为妻;仕途一路顺遂,参加科举中了进士,连连升迁;还率军大破戎兵,受封为丞相;他的儿子也各个都有成就,儿孙满堂,一家人其乐融融。在梦中,卢生活到了80岁,他临死前还想着:他这辈子已达成了所有愿望,死而无憾了。

卢生笑着从梦中醒来,伸懒腰时才发现旅店主人还在煮黄粱呢!卢生感到很惊讶,那些荣华富贵都只是一场虚幻的梦境吗?道士回答:"现在你应该明白,人生不过是一场梦而已!"

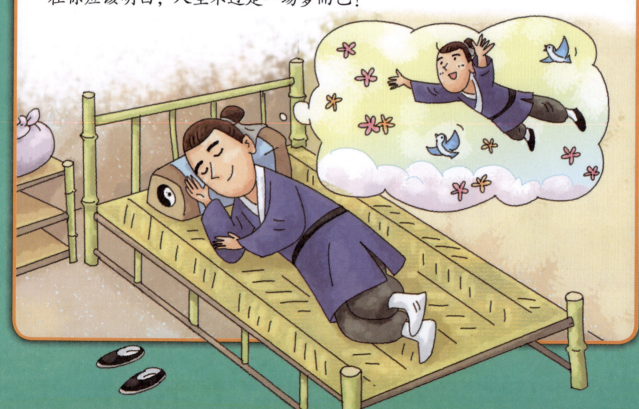

8

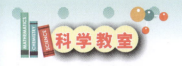

休息是为了走更远的路

一天中从事各种活动所累积的疲劳，只靠短暂的休息是不够的，必须靠夜晚完整的睡眠时间，才能使疲劳完全消除。脑细胞工作了一整天，到了夜晚，就会向睡眠区发出"疲倦"信号，降低兴奋的程度，使人昏昏欲睡。

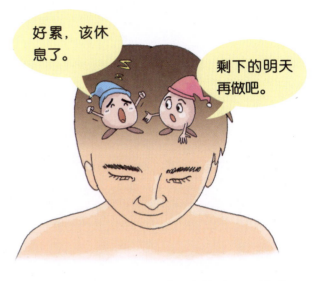

通常儿童的睡眠时间需9~12小时，成人则为7~8小时，年纪越大，所需的睡眠时间就越少。婴儿在一天中会重复许多次较短的睡眠，但随着生长发育，睡眠次数会逐渐减少，而每次睡眠的时间却慢慢增加，到了3岁左右，睡眠就会和成人一样规律了。

入睡后，各种内脏活动都减慢下来，呼吸、心跳会比较和缓，生理代谢也都减慢下来，以便于节省能量。一直到隔天起床后，才会恢复原有的频率，开始另一天的工作。

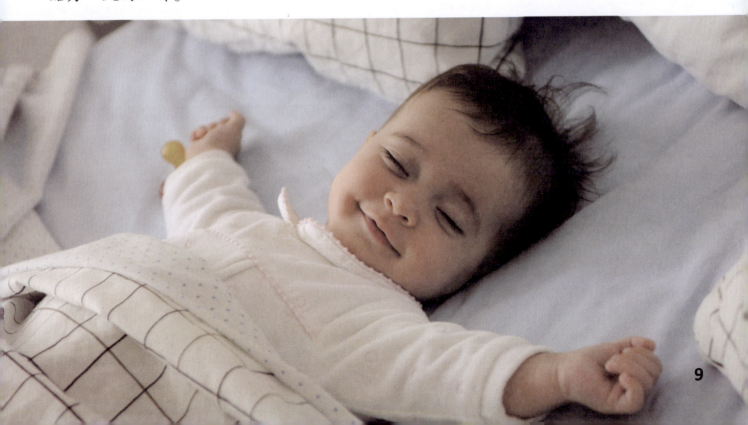

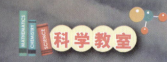

梦与睡眠

你一定做过梦吧？为什么有时候会做梦，有时候不会呢？其实当我们入睡后，每隔一段时间，会进入快速动眼期，眼球会急速转动，这时就会产生梦境。

人为什么会做梦呢？人做梦的原因有很多，包含心理因素、生理刺激、外界刺激等。在心理因素层面，就是所谓的"日有所思，夜有所梦"。平常挂念或担心的事情会成为梦境的一部分，例如担心考试考不好，可能会梦见自己的考试结果。若是受到了生理上的刺激，也会使人做梦，例如睡前喝了太多水，使膀胱鼓胀，可能会梦见自己溺水。当我们熟睡时，外界的干扰也常会被转化，编入梦中，例如吹着风睡着，可能会梦见自己在冰天雪地里。

我们在一夜之中，通常会做4~6个梦，占总睡眠时间的1/4，但醒来时却只记得醒来前的最后一段而已。万一所做的噩梦超出忍耐极限，人就会突然惊醒过来，以调整紧张的情绪或更换睡姿。

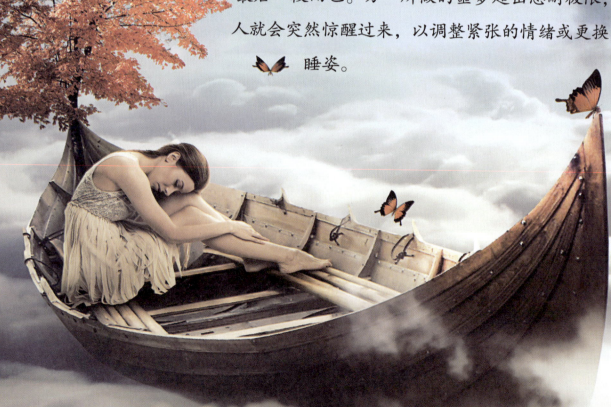

有些人睡到一半，会突然起身，莫名其妙地走来走去，或做出一些惊险的怪动作，这种现象称为梦游，其实这只是一种熟睡时的异常行为，并不是在做梦。一般来说，儿童梦游比成人多，尤其是长期紧张、焦虑的人最容易发生。

梦的最大好处就是使我们压抑在心底的情绪，可以毫无顾忌地发泄出来，保持心理的健康。如果长期让一个人无法睡觉及做梦，会让人变得暴躁不安。睡饱后，人的体力逐渐恢复，脑干的网状组织又开始活动，展开另一天的生活。

快速动眼期（REM）

人在入睡以后每隔一段时间，眼球会快速转动，同时身体肌肉放松，这个阶段称为"快速动眼期"；其他睡眠阶段眼球不会转动，即为"非快速动眼期"。人在整晚睡眠当中，快速动眼期与非快速动眼期是交替循环出现的，每次循环为90~120分钟，每晚睡眠有4~5次循环。研究发现，若在快速动眼期中把睡梦中的人唤醒，有80%~90%的人会表示有做梦；在非快速动眼期中被叫醒，表示在做梦的人比例较低。由此可知快速动眼期与做梦有极大的关联。这表示一般人每晚会做4~5次的梦，但醒来时大部分的人会忘记自己做了什么梦，通常只有在最后一个梦的当下或刚结束时醒来，才会记得梦境的内容。

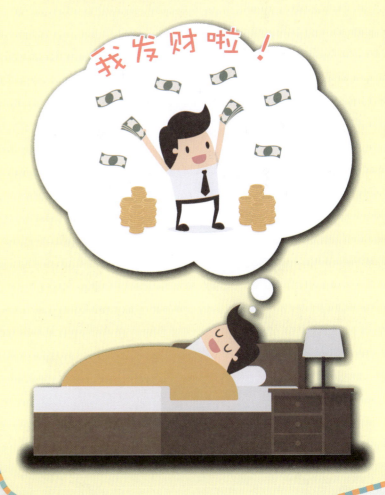

千钧一发

用法：比喻情势非常危急。

　　齐国宰相有位性子非常急躁的车夫，他总是快速地挥动鞭子，赶着马车向前冲。虽然宰相屡屡告诫车夫不要跑这么快，车夫却不以为意地说："不跑得快一点儿，怎么能显出您的威风呢？"

　　有一天，宰相又要驾车出巡。车夫一如既往地赶着马匹，在大街上奔驰。"马车来了！快跑！"大街上的人们看见马车这样横冲直撞，纷纷闪避开来。

　　这时，马车前方有个小孩儿，他浑然不觉危险将至——原来那是跟着母亲来城里采买的6岁小孩儿，趁着母亲没注意，正在大街上左顾右盼地大饱眼福呢！

　　"啊！危险！"孩子的母亲看到这一幕，着急得想要冲上前去，但马车速度这么快，怎么来得及呢？千钧一发之际，车夫及时刹住了马车，幸好母子俩皆无大碍。宰相确认母子俩都平安无事后，回过头斥责车夫："叫你别跑这么快！你偏不听，要是真的撞上去该怎么办……"

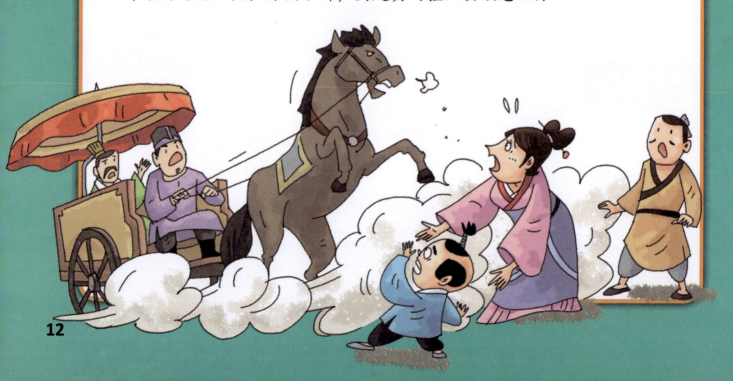

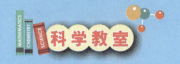

三千烦恼丝

"三千烦恼丝,一丝又一丝。"

古人所谓的"三千烦恼丝"并不是指头发只有3000根,而是形容烦恼像头发那样又乱又多。一般男性的头发约有10万根,女性则有12万根。在头皮上,平均每平方厘米有120~240根头发。

在不同地区,不同人种的头发也会有所不同,一般东方人头发色黑而直,长度极限为80~100厘米;白种人发色多金黄色呈波浪状,长度则为55~60厘米;黑种人头发卷曲且最短,只有25~40厘米。为了适应各地区的不同气候,头发的生长方式也不一样。例如非洲黑人的卷曲形头发会形成空气流通网,缓冲太阳的热气,具有防晒的功能,而且不会垂下妨碍颈部和肩部汗液的散发。至于东方人的直线形头发及西方人的波浪形头发,功能则与非洲人相反,具有保暖的作用。

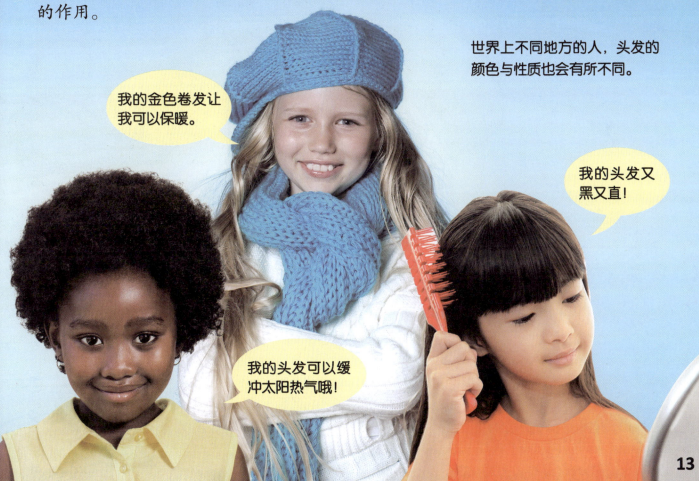

世界上不同地方的人,头发的颜色与性质也会有所不同。

我的金色卷发让我可以保暖。

我的头发又黑又直!

我的头发可以缓冲太阳热气哦!

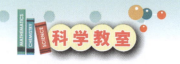

头发的构造

人类的头发有 10 万多根,具有保护头部的功能,夏天可防烈日暴晒,冬天可以抵御寒冷,保护头皮,也能抵挡部分轻微的撞击,此外,还可以帮助头部汗液的蒸发。

柔软的头发极具弹性,断裂前可延长 20%～30%。要从头皮上拔掉一根头发,至少需要 50 克的力量,如果想要一次拔除成簇的头发,则需要上百公斤的力量。

头发由毛囊基部长出,那里布满血管并提供养分,使新细胞将旧细胞往上推,增加头发的长度。人类的头发始终会生长,每天增长约 0.05 厘米,但年老、生病或寒冷时,生长速度较慢。头发的寿命只有 3～6 年,而每天脱落的头发将近 100 根。还好,头发脱落后,会再重新长出,但如果没有保持头部清洁,可能会长不出来哦!男性因荷尔蒙分泌会使某些部位头皮的毛囊基部遭到破坏,容易造成秃头。

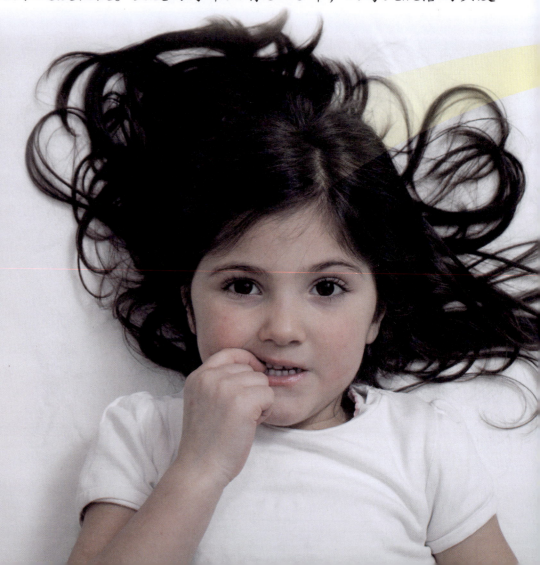

发根旁的毛囊里有皮脂腺，所产生的油性分泌物能够润泽头发。但如果分泌过盛，就会形成大量的头皮屑。若长时间不洗头、清理头皮，有可能会长出头虱造成头皮发痒。为了维护头发的健康，一定要适时地加以清洗、梳理。

头发变白了

随着年龄的增加，头发内的黑色素细胞会逐渐减少，形成白发。不过看到白发可不要直接拔，这样会伤害毛囊而造成微量出血，严重的还有可能造成感染。

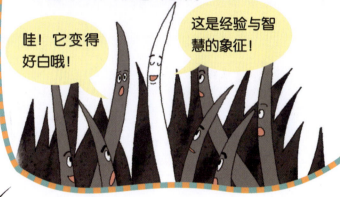

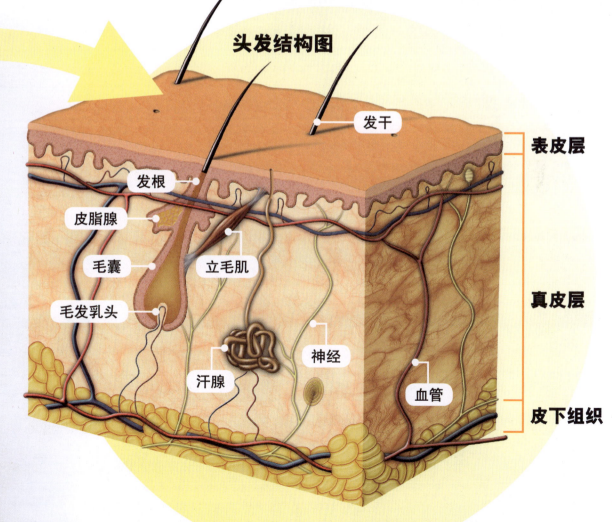

头发结构图

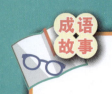

大开眼界

用法：形容开拓视野，增长见闻。

元朝有个商人，他带着儿子及家仆前往都城大都游玩，对于没见过大城市的孩子来说，这趟旅程处处都是新鲜事。

"哇！好壮观的桥哇！"孩子惊叹于脚下这座又大又长的桥，经过父亲讲解，才知道这就是卢沟桥。进入都城大都后，宛如市集的街道旁，有许多摊贩叫卖着——有卖糖葫芦的摊贩，有卖各种异国布匹的商人，有为人看病的大夫，还有帮忙算命的卜者呢！城内的街道上人来人往，好热闹！

"来吃香喷喷的烤肉啊！"五花八门的餐馆林立，伙计们正热情地招揽顾客，商人选了一间蒙古烤肉餐馆，带着家人去大饱口福啦！吃饱喝足后，他们经过了剧院，孩子可从没在剧院里看过戏呢！于是商人又带着家人观看了最火爆的戏剧《西厢记》。

这趟大都之旅，对孩子来说真是大开眼界，增长了许多见识呢！

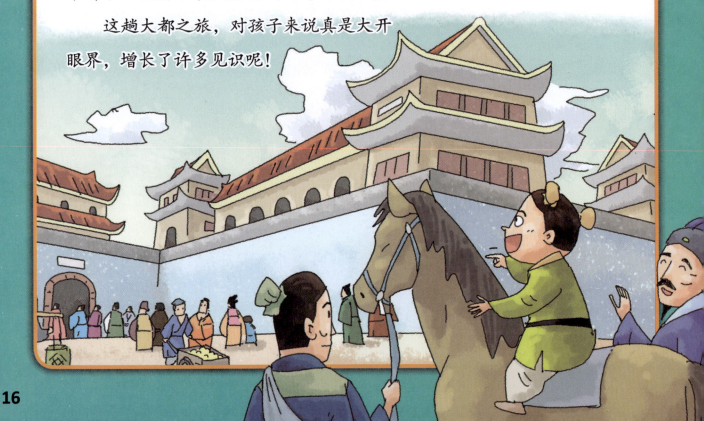

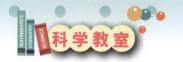

灵魂之窗——眼睛

眼睛是提供我们视觉的器官。人类的眼睛与照相机很相似，里面的晶状体就像相机的镜头，可以伸缩并调节进入的光线量。光经过角膜、前房、瞳孔、晶状体、玻璃体后，落在视网膜上。视网膜感知到光线后，会转换成神经信号，透过视神经传递给大脑的视觉中枢。

大脑的视觉中枢分左、右两侧，左侧负责看右眼的视野，右侧则负责看左眼的视野。最后，左、右两侧再合并成整体的影像。

人类眼睛瞳孔的外侧就是虹膜，虹膜内含有色素，能决定眼睛的颜色。虹膜的色素会因人种及个人的不同而有差异。最常见的虹膜颜色是黑褐色或茶褐色，其次是蓝色，若是白化症的患者则有可能呈现红色。由于每个人的虹膜都不一样，因此也能用于标识身份。

眼睛前房水流动通畅时，眼球内部会保持一定的压力。如果眼压不正常，眼球内的血液循环会变差，导致视神经的功能恶化。

眼睛结构图

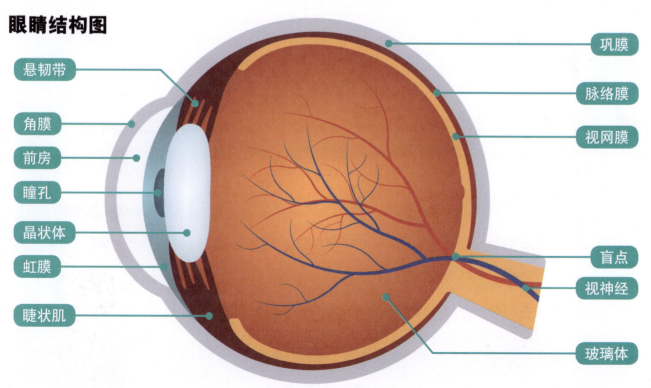

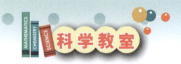

眼睛与视力

"大开眼界"表示开拓视野,那要怎样才算是"大开"呢?一般成人眼睛的视野可达200度,小孩儿则只有160度,因此小孩儿比较难注意到旁边事物,而容易出车祸。

为了控制光线的进入量,光线的强弱会影响瞳孔的大小。光线强时,瞳孔会缩小,减少入光量;环境较暗光线微弱时,瞳孔会放大,尽可能取得更多的光源。除了光线强弱的影响之外,人类的眼睛看到喜爱的事物时,瞳孔也会放大;看到厌恶的东西时,瞳孔会缩小。

眼睛的晶状体借由睫状肌的收缩来帮助我们调整焦距,看见各种不同距离的物体。若眼睛使用过度,会造成睫状肌紧绷而无法调焦,就会形成近视眼或远视眼。若长期看很近的物体,眼睛的焦距会变短,使物体成像在视网膜前而看不清,就成了近视眼。这时,需要配戴凹透镜片的近视眼镜来矫正视力,能拉长焦距使影像准确地落在视网膜上。反之,远视眼的焦距过长,需要配戴凸透镜片的远视眼镜来矫正,能缩短焦距。

眼睛是我们的心灵之窗,我们必须要好好保护眼睛并妥善照顾才行。

人体保护眼睛的秘诀

眼睛周围的睫毛和眉毛都具有保护眼睛的功能,防止异物或是身上的汗水跑到眼睛里。此外,每隔2~10秒,双眼的眼睑就会不自主地眨一下,可以防止异物侵入,并湿润及清洗角膜。

眼睛上方的泪腺会伸出12条小管通往眼睑。眼泪原是用来湿润眼球保护眼睛的,但泪腺会因为情绪而增加泪水的分泌,如果因为哭泣而流泪过多,泪水会溢出眼眶,或由眼睛内角流入鼻泪管,泄入鼻腔。若眼睛中有异物入侵,眼睛也会分泌泪水来把异物冲出去,此时千万不可用手擦揉眼睛,手中的细菌可能会跑到眼睛里而引起感染,造成针眼。

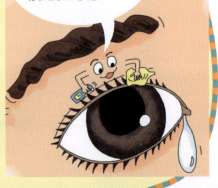

每隔几秒就会清洗一次,我可是很勤快的呢!

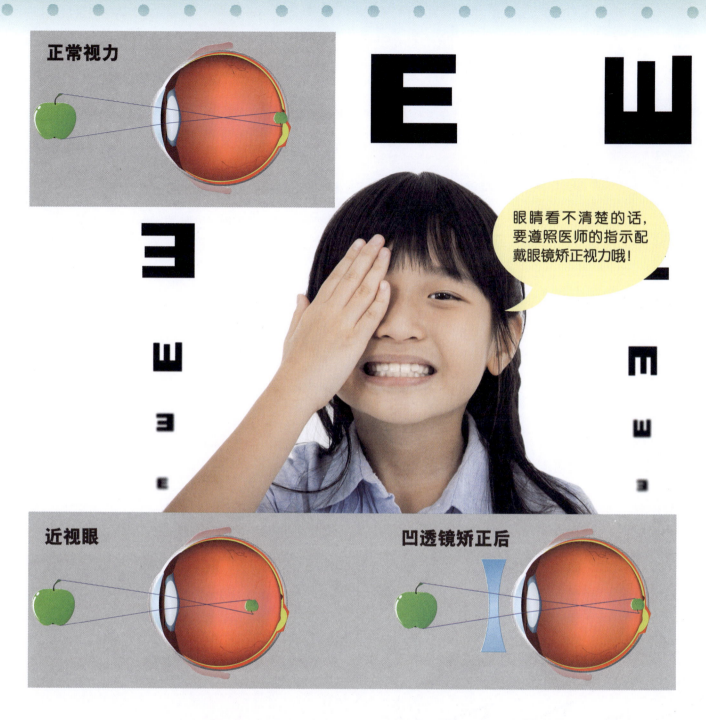

正常视力

眼睛看不清楚的话,要遵照医师的指示配戴眼镜矫正视力哦!

近视眼　　凹透镜矫正后

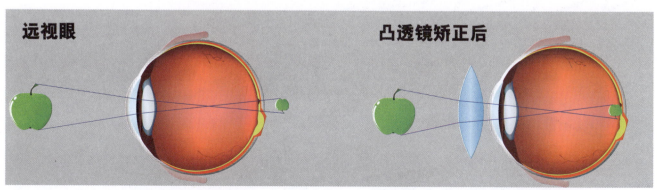

远视眼　　凸透镜矫正后

震耳欲聋

用法：形容声音很大。

眉山上有座远离尘嚣的寺庙，庙里面住着长眉法师与一位小徒弟。长眉法师平常静心念佛，小徒弟就负责打扫庭院，照顾长眉法师的起居。庙里相当简约，没什么华丽的装饰，唯一值钱的物品就只有一口老钟，每当山风吹起，老钟便会嗡嗡作响。

小徒弟每个月都会按时下山采购生活所需品，这次，小徒弟下山后，见路边有人赌色子，居然一时兴起，也加入了赌局。不过，他却是十赌九输，身上的钱也不够付了。"快点还钱！否则要你好看！"恶霸赌徒拳打脚踢地威胁小徒弟立刻还钱，小徒弟迫于无奈，只好告诉他们庙里有一口值钱的老钟。

恶霸们半信半疑地上山去，果然发现了老钟，他们立刻动身把老钟搬走。没想到，半路上却刮起一阵山风，钟口响起长眉法师震耳欲聋的念佛声，恶霸们闻声掩耳倒地，吓得仓皇逃走，再也不敢打这口老钟的主意了。

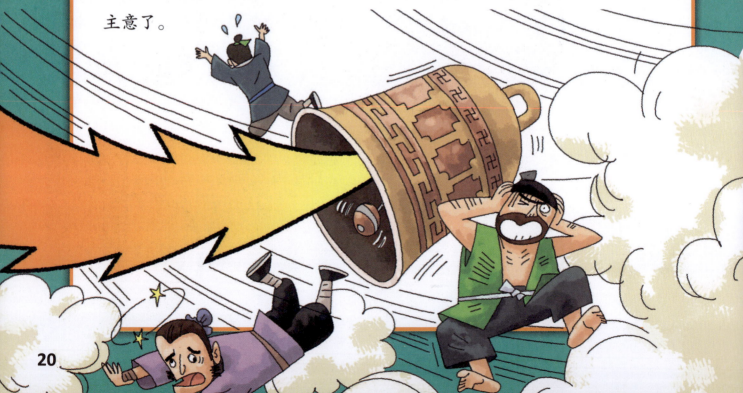

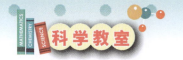

最高级的音响——耳朵

我们每天听到的声音都是由耳朵传递来的。所有哺乳类动物包含人类都有一双耳朵，而且是左右对称的。声音会先到达一只耳朵，然后再到达另一只，而且，先听到的那只耳朵所接收到的声音强度会比另一只大。因此，大脑能够通过辨别两只耳朵接收到的声音的微小差异，来判断声源的位置。

每种声音都有不同的振动波形，声音可由不同的音调、音量及音色来区分出来。音调的高低会影响声音的频率，听起来会比较高亢或是低沉。音量的大小可以判断声音的大小，通常以分贝为单位来进行检测。音色则是分辨出不同的人声、鸟啼声等，不同人的声音会有不同的音色，我们通过音色就能判断出是谁的声音。

听听看是什么声音？

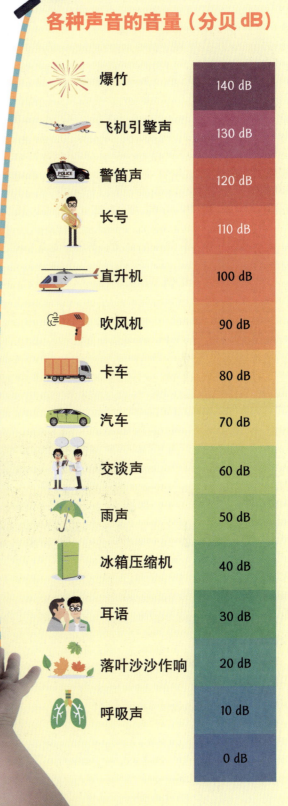

各种声音的音量（分贝 dB）

爆竹	140 dB
飞机引擎声	130 dB
警笛声	120 dB
长号	110 dB
直升机	100 dB
吹风机	90 dB
卡车	80 dB
汽车	70 dB
交谈声	60 dB
雨声	50 dB
冰箱压缩机	40 dB
耳语	30 dB
落叶沙沙作响	20 dB
呼吸声	10 dB
	0 dB

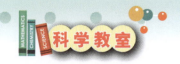

耳朵与声音

耳朵的构造大致区分为外耳、中耳及内耳三个部分。外耳收集声音进入外耳道,外耳道长约2厘米,能使耳廓收集到的声音更集中,还可调节耳中的温度和湿度。外耳道的尽头是鼓膜,为了保护里面的鼓膜,耳道壁上长满了茸毛,并分泌耳垢,阻挡或驱除入侵的异物。

鼓膜的厚度只有0.01厘米,对于进来的声音几乎可以完全吸收并进入中耳里。中耳里有个充满空气的鼓室,并有一条咽鼓管直通喉咙,可以自由开闭,调节中耳内的气压。鼓室内有三个听小骨——锤骨、砧骨和镫骨。三个听小骨以接力的方式,将鼓膜传来的声音扩大22倍,并传至内耳。

内耳虽然只有核桃那么大,里面的线路却和大城市的电话线路一样复杂,它负责将接收到的信号传到大脑。内耳中的耳蜗充满了液体,声音引起的液压会触动蜗内壁上的毛状听觉细胞,将信息传给脑部,大脑便会分析听到的声音。除了掌管听觉外,内耳

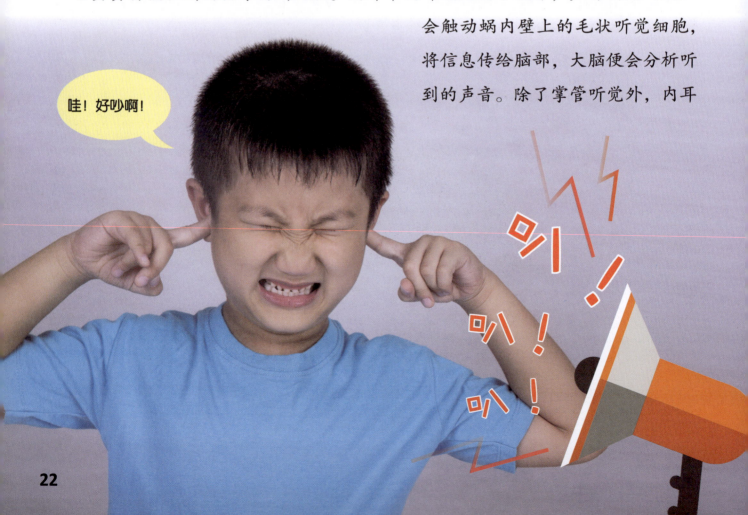

耳朵结构图

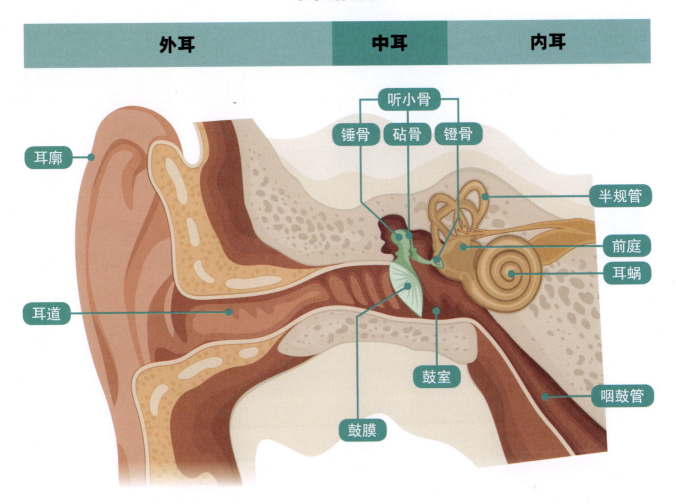

也会影响人体的平衡，内耳中有三个半规管互相垂直，分别控制人体的上下、左右及前后平衡感。

我们听到的声音，不论是再细微的耳语，或是爆竹的噼啪巨响，耳朵都能如实地传到大脑中。然而，鼓膜的感觉相当敏锐，接受到的音量太大会伤到鼓膜。普通谈话声为60分贝，超过185分贝就会把鼓膜震破。如果人长期暴露在过量而持续的噪声中，就会产生头昏、呕吐的现象。所以，噪声也算是环境污染的一部分，不要随便制造出噪声哦！

欢迎！任何声音都能自由通过耳道哦！

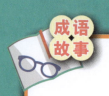

唇亡齿寒

用法： 比喻彼此关系密切，利害相关。

春秋时代虞国和虢国是两个小国，两国疆域紧密相连，往来频繁，彼此相依，关系非常密切。

两国的邻国是军事强国——晋国，晋国的下个目标就打算攻打虞国和虢国，但先打虞国怕虢国兵援，若要打虢国就得向虞国借路。由于虞公贪爱钱财，晋国派遣使者送给虞公宝石名驹，请虞国借路给晋国，虞公见利忘义便答应了。

虞国大臣宫之奇听闻借路给晋国一事，立刻向虞公进言："大王，虞国和虢国就像唇和齿一样相互依赖，没有唇，齿也会受寒。虢国被灭，虞国也会遭殃的，万万不可借路给晋国呀！"虞公却不听谏言，认为晋国是个讲信义的大国，不会忘恩负义。宫之奇见虞公不接受劝告，只好带着妻儿离开虞国避祸。

后来，晋军借路后很轻易地打败虢国，虞人却不知已大祸临头，还如常地过着日子。晋军见状，便把虞国也灭了。虞公这时才懊悔不该不听宫之奇的劝告，可是却也无法挽回被灭国的事实了。

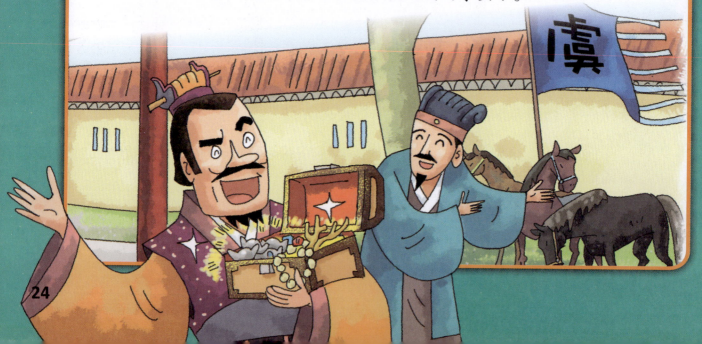

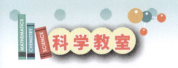

表情丰富的演员——嘴巴

人的脸部有许多肌肉，能做出各种表情，其中以嘴部的表情最复杂。嘴部的肌肉会因情绪的影响而改变，产生千变万化的各种表情，特别是嘴唇的运动更能表现出一个人的不同情绪。

嘴唇四周是强劲有力的环形肌肉，当收缩时，嘴巴就会闭上。拉动的肌肉可以让嘴唇呈现不同的嘴型，例如提肌能使上唇提起，做出哀伤或轻蔑的表情。面颊肌能把嘴角向后上方拉开，展现笑容。口三角肌使嘴角往下拉，呈现悲伤的表情。降肌能把下唇拉低，以表示不屑或嘲弄。中央提肌能抬高下腭，同时使下唇向前，而表露出挑衅的神情。而喇叭肌能使面颊内缩而贴合牙齿，凡是吹口哨、演奏管乐器、咀嚼食物等动作都得靠它运作。

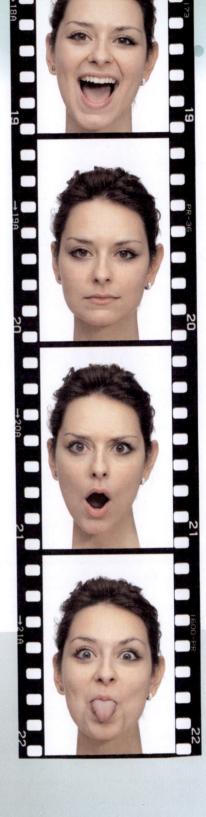

嘴唇能呈现出丰富多样的表情。

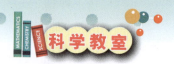

唇与齿

嘴唇是人类消化系统及发声系统的第一关，由上、下两片唇构成，两唇皆凸出而柔软，并能由内部肌肉牵引而自由运动。主要功能为帮助进食以及准确闭合发音来表达词语。

嘴唇也是一个触觉器官，对温度的感觉比手还要灵敏。妈妈在亲吻孩子时，就能够发现孩子轻微的体温升高，就是这个原因。

嘴唇的颜色通常比周围皮肤要深，因为覆盖在两唇上的皮肤非常薄，表皮下面密布的毛细血管，使得唇的外观呈现偏红色，或是接近血液的鲜红色。有些人还会涂口红，特地强调嘴部的特征。当室内空气比较干燥寒冷，或是当人体生病时，嘴唇常会干裂。嘴唇变得较干燥时，其外观颜色会变淡一些，失去血色。

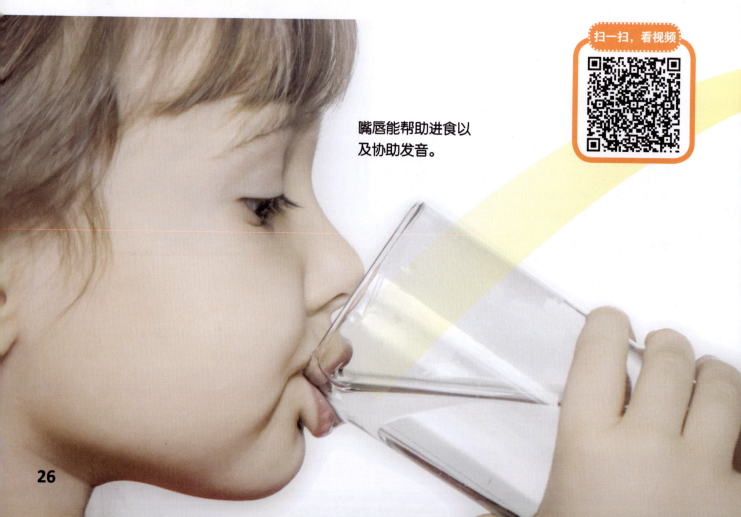

嘴唇能帮助进食以及协助发音。

扫一扫，看视频

嘴唇的后面便是牙齿。牙齿的齿形与结构其实会影响嘴唇的嘴形，两者关系密切。牙齿排列不整齐的话，嘴唇为了要包覆牙齿，也会因此微微变形。所以，漂亮的牙齿与嘴唇成为完美笑容不可或缺的必要条件。

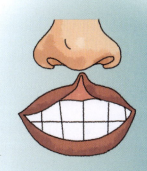

有些婴儿出生时不幸患有唇腭裂，可以通过手术加以缝合。

嘴巴结构图

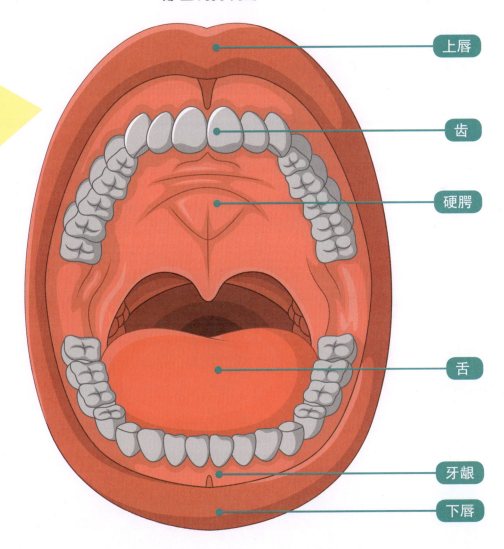

- 上唇
- 齿
- 硬腭
- 舌
- 牙龈
- 下唇

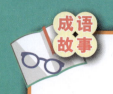

咬紧牙关

用法： 形容一个人强忍痛苦打击，坚持到底。

韩信年轻时，因为家里穷，所以寄居在亭长家打杂吃喝。然而，亭长太太却认为韩信身为一个大男人却无所事事，因而嫌弃他。

有一天，亭长太太一早起来做饭，但在做好饭后便搬进房内，不想给韩信吃。吃饭时间到了，韩信才发现亭长太太的作为，只好离开了亭长家。韩信为了填饱肚子，来到河边钓鱼，他看到一旁的妇人在吃饭，饥饿感更严重了。妇人瞧见韩信饥饿的样子，便拿饭给他吃，韩信非常感激妇人的善举，承诺以后必定会报答她。

韩信佩着剑在路上行走时，被一群恶霸找碴儿。恶霸要韩信跟他们比试一番，不然就要韩信从他的胯下爬过。韩信不愿挑起这些无谓的争斗，也心想自己另有大志亟须完成，不该在此惹事，因此最后咬紧牙关，从恶霸的胯下爬过，忍受恶霸的嘲笑鄙视。

不久后，韩信投靠刘邦，凭自己的才能受封为齐王，达成心中出人头地的志向，再也没有人敢看不起他了。

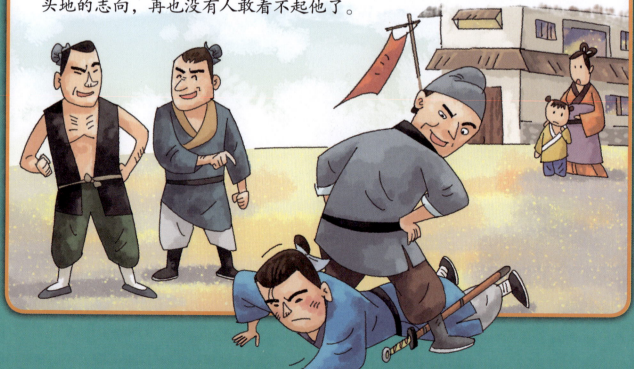

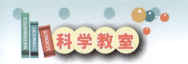

牙齿的功能

我们在面临痛苦或集中全力时，常常会将牙齿紧紧地咬在一起，所以会用咬紧牙关来形容人忍受重大的打击。这时白齿的咬合力高达70千克呢（平常吃饭仅需10～20千克的力量）！

口腔中的牙齿依功能分成门齿、犬齿及白齿三种。其中门齿、犬齿分别用来切断及撕裂食物，白齿则是用来捣碎、磨碎及咀嚼食物，以便吞咽。成人的牙齿（恒牙）约有32颗，幼童的乳牙则共20颗。在6—10岁间，乳牙会脱落，替换成恒牙，但恒牙如果脱落，就不会再长出新的牙齿了。成人口腔最深处的4颗恒牙称为智齿，要到成年后才会长出来。有些人的智齿会长歪，甚至终生不长智齿。由于智齿对于咀嚼功能的帮助不大，且智齿位置太靠里面而难以清洁。为了防止智齿成为滋生口腔病菌的温床，通常牙医会建议将智齿拔除或矫正。

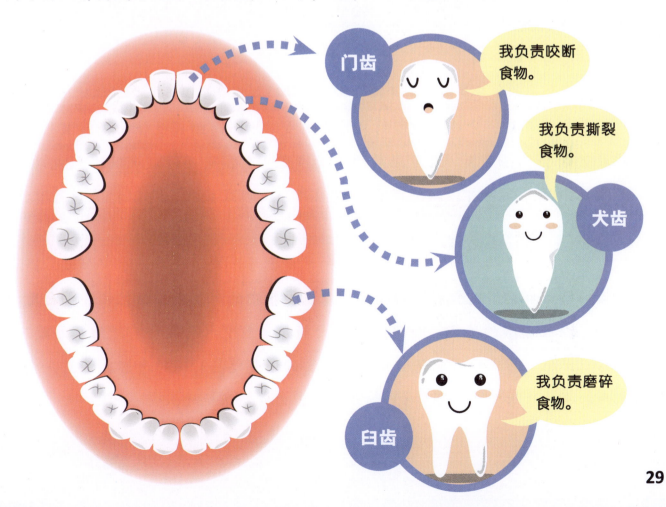

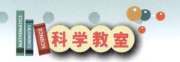

牙齿保健

一颗牙齿主要分成三个部分，分别是牙釉质、牙本质及牙髓。牙齿表面的牙釉质是最外层的组织，不含神经，非常坚硬，能禁得起一定强度的摩擦、撞击，保护里面的齿质及神经。牙本质则是构成牙齿主体的微黄色组织，介于牙釉质与牙髓之间。

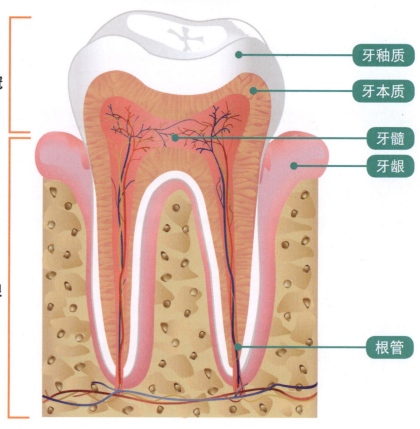

牙齿结构图

牙齿的生命中枢就是最内部的牙髓，里面有神经与血管，提供养分维持牙齿生长。

吃完东西后，牙缝中残留的食物会形成牙垢，是细菌最佳的繁殖温床。这些乳酸菌会腐蚀牙齿，在牙釉质的表面造成小孔，进而蛀成大洞，形成蛀牙。如果不幸蛀牙了，可以找牙医将蛀坏的部分清理或拔除，再以特殊材料填补，恢复牙齿的功能。

为了保护牙齿，平常可以用含氟的牙膏刷牙，或是在自来水中加氟，提高牙齿的防蛀能力。饮食习惯的改良，注意食物中的矿物质、维他命和蛋白质的调和，以及酸碱的平衡，避免吃过多的糖分，多吃水果及含有纤维质的蔬菜，也可以降低蛀牙率。牙齿保健中，最重要的还是要随时保持牙齿的清洁，吃完东西后刷牙清洁牙垢，使用牙线清理牙缝，才能预防蛀牙。

汰旧换新装点门面

儿童的乳牙从母亲怀孕第五周开始发育，出生后第九个月开始长出，大约6岁时会陆续换牙。换牙时脱落的乳牙没有牙根，会在一定时间内自行溶解，以便恒牙生长。如果换牙时，乳牙被蛀，导致牙髓死亡，乳牙就无法溶解，成为堆积牙垢、细菌的地方。换牙后，如果仍不改善清洁牙齿的习惯，恒牙一旦被蛀光就只能整颗拔掉，再也长不出来了。

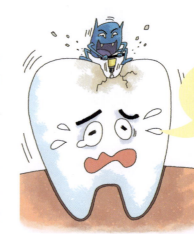

呜呜，都怪自己爱吃糖，这下有得受了。

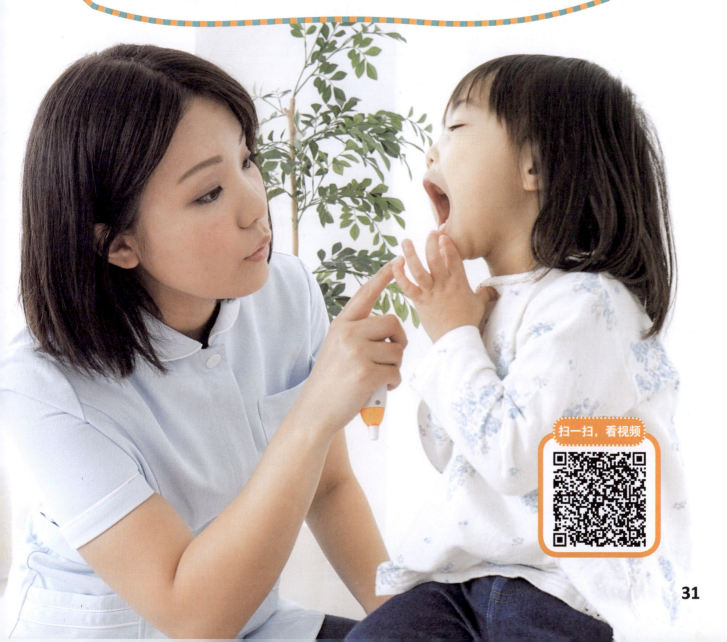

扫一扫，看视频

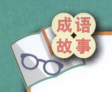

望梅止渴

用法：比喻用空想或假象安慰自己。

东汉末年，军阀混战。有一年夏天，曹操率领军队路过一处一望无际的旷野。天气十分炎热，军队已经行进了许久，军士们的水粮纷纷告罄。

"哇！真热，快被晒成人干了！"

"完了！我的水喝光了！"

"我的也没了，这儿草木不生，到哪里去找水呢？"

眼看着士兵们又渴又累，几乎快走不动了，曹操心里非常着急。这时他想到一个方法，他煞有介事地对军队说：

"前面有片梅子林，结了许多梅子，既酸又甜，可以解渴，大伙儿快往前走呀！"

士兵们想到大口咬下青梅的那股又酸又甜的味道，口里纷纷冒出了口水，精神振奋了起来。

曹操赶紧重整队伍，奋勇前进，虽然军队最后没有真的吃到梅子，但却借此脱离了险境呢！

这就是成语望梅止渴的由来。现在常用来比喻用空想来安慰、满足自己的需要。

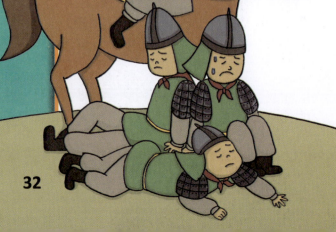

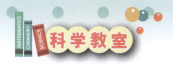

反射动作

你一定有过这样的经验——当你的手将碰到烫的东西，或是脚快要踩到图钉的时候，在你意识到烫或痛之前，四肢就已经自发性地缩回了。这是身体为了自我保护而产生的反射动作，这种反射动作并不是由大脑自主控制的，称为"无条件反射"。

另外一种反射动作称为"条件反射"。是当你尝到梅子或柠檬酸酸的味道时，产生了大量的唾液，大脑皮质便记住了这个经验，等下次再看到、听到梅子或柠檬时，大脑皮质就把"这个很酸"的信号传到唾腺，就会直接产生唾液了！

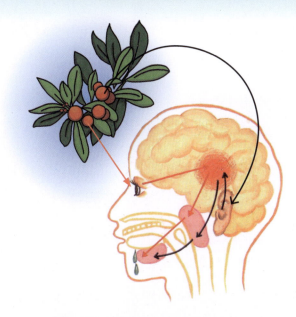

眼睛和耳朵把看到或听到梅子的信息传给大脑，大脑再命令唾腺分泌唾液。

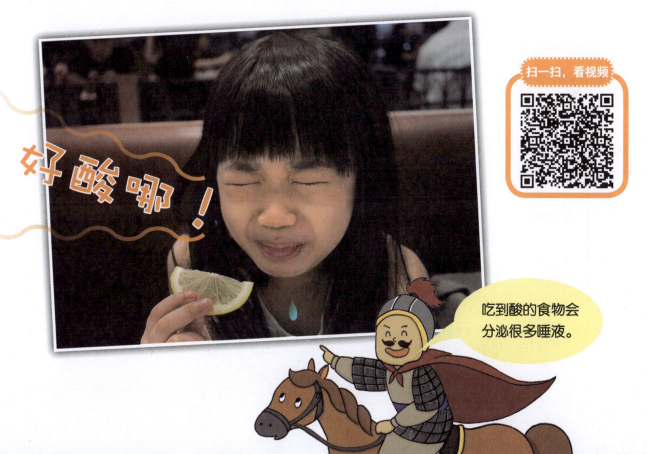

好酸哪！

扫一扫，看视频

吃到酸的食物会分泌很多唾液。

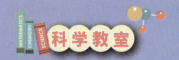

舌头与味觉

舌头是由骨骼肌纤维纵横交织而成的肌肉性器官,在口腔之中可以自由自在地咀嚼及吞咽食物。舌头另外的一个重要功能,在于感觉味道。

如果用高倍数放大镜观察,可以看到我们的舌头是凹凸不平的,上面遍布许多小突起,那就是舌乳头。大多数的味蕾就分布在这里。人类的味蕾有九千至一万个,味蕾表面有许多味觉感受器,能接受酸、甜、苦、咸、鲜几种食物分子,与它们相互作用产生电脉冲,电脉冲再沿着神经纤维进入大脑味觉中枢,使我们产生味觉。

味蕾对干燥的食物完全没有感觉,必须经过唾液的湿润,才会发生作用。口腔中有腮腺、颌下腺及舌下腺三对唾液腺,每天分泌1~1.5升的唾液。唾液能使食物湿润,容易吞咽。唾液里含有消化酶,能使食物分子分解变小,这样食物的味道更容易被味觉细胞接收,也能将食物中的淀粉分解成麦芽糖,帮助消化。喉咙与声带经过唾液的润滑,发出的声音也会更悦耳。

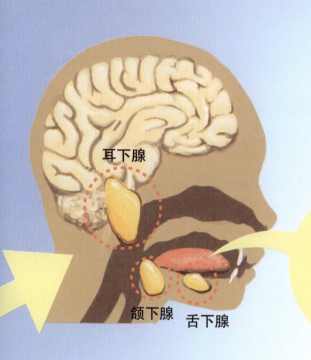

唾液

唾液主要由腮腺、颌下腺及舌下腺三对唾腺分泌。唾液的分泌由大脑皮层调节，唾液可以湿润口腔黏膜、稀释食物和分解淀粉。少了唾液的滋润，会影响味觉功能。

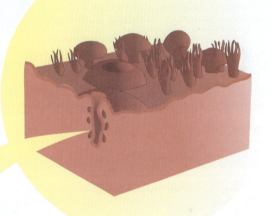

舌乳头

舌头表面的黏膜上长着许多被称为舌乳头的小突起。人类的舌乳头有4种——菌状乳头、丝状乳头、叶状乳头、轮廓乳头。味蕾就排列在这些舌乳头间的沟壁上。

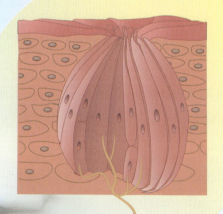

味蕾

味蕾的构造为椭圆形，里面有细长的味觉细胞，感觉神经的末梢包围味觉细胞，把味觉细胞与食物分子交互作用产生的电脉冲，传递到大脑的味觉中枢，从而产生味觉。

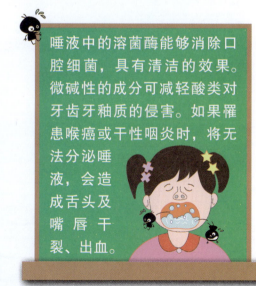

唾液中的溶菌酶能够消除口腔细菌，具有清洁的效果。微碱性的成分可减轻酸类对牙齿牙釉质的侵害。如果罹患喉癌或干性咽炎时，将无法分泌唾液，会造成舌头及嘴唇干裂、出血。

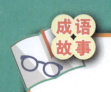

嗤之以鼻

用法： 形容轻视、瞧不起的样子。

北宋末年，金兵攻下首都汴京，康王赵构逃到南方，在杭州建立南宋，召集大臣，商讨是否该与金和谈。岳飞主张应该击退金兵，收复汴京；秦桧认为江南物产丰富，应当留下来安定好。但其实秦桧是因为与金国私通，接受了贿赂，才会积极劝皇帝与金和谈。"这些年来东奔西跑地躲避金兵，现在好不容易安定下来，如果对金的作战失败，不就无路可逃了吗？"最后，皇帝决定与金和谈。

后来，金兵破坏和议，侵犯南宋。岳飞奉命出兵作战，奋勇杀敌，金兵节节败退。岳飞正打算展开反攻，收回汴京之时，却收到皇帝要求退兵的命令，这又是奸臣秦桧游说皇帝的结果。岳飞不肯退兵，秦桧劝告皇帝必须杀了岳飞，否则无法与金和谈。不久岳飞被押解回朝，对于秦桧诬陷他的罪名，他嗤之以鼻地回应："哼！是我阻碍了你与金的和谈，才会污蔑我企图造反吧！"然而，岳飞还是以莫须有的罪名被处死了，全国百姓都悲愤不已。

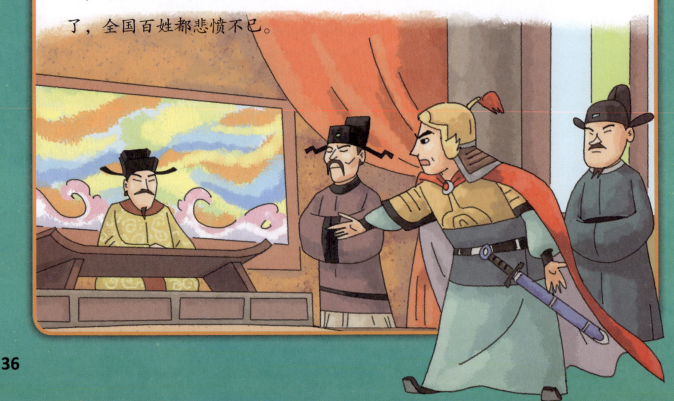

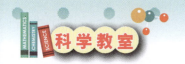

身体的空气调节器

当我们生气时，会用鼻子发出"哼"，这时，会感到有股气流从鼻子中喷出。除了掌握呼吸功能之外，鼻子可以说是呼吸系统的最前哨站，每天为肺部提供清洁的空气。鼻子每天会处理大约14立方米的空气，等于一个小房间的容积。由于送进肺部的空气温度必须是35℃，湿度95%，且不能含有任何灰尘，否则肺部容易出毛病。所以鼻子必须过滤掉空气中的尘埃、捕捉细菌、把空气加热到血液的温度以及增加空气中的水分。

进入肺部以前，空气要先清洗干净哦！

为了过滤空气，较粗的鼻毛会挡住大一些的异物，鼻腔内的黏膜每天分泌约1升黏液，以滋润空气及黏住灰尘与细菌。黏膜上也布满几十亿根纤毛，每分钟拂动250次，将脏黏液扫进喉咙，再由胃液杀死这些细菌。若是有灰尘或其他刺激性颗粒落在鼻腔内敏感的黏膜上，则会引起打喷嚏的反应，将外来物驱赶出鼻腔。

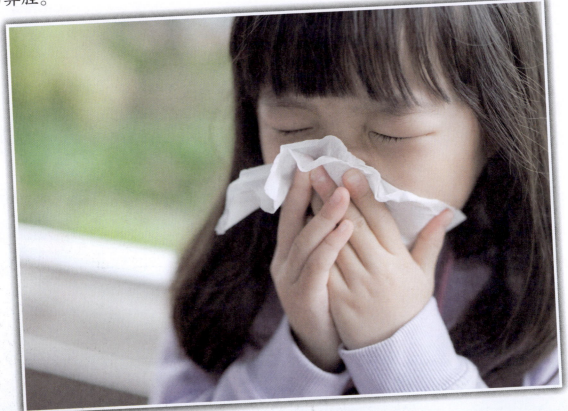

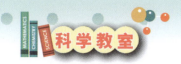

鼻子与嗅觉

"哇！好香的味道啊！妈妈又准备了丰盛的大餐了！"鼻子会收集周围环境的嗅觉信息，如预示危险的烟味，或刺激胃口的饭菜香味。从构造上来说，鼻子凸出的外形，对呼吸作用十分方便；长在嘴巴上方，能使嗅觉细胞便于闻到食物的气味，可以补充舌头上味蕾所获得的信息，可以说是非常实用。

除此之外，鼻腔内部布满了血管，能将空气变暖，为呼吸系统进行空气调节。每边鼻腔顶端各有一块布满数百万个嗅觉细胞的嗅上皮，能够分辨各种不同的气味。事实上，嗅觉比味觉还要灵敏一万倍，我们能分辨出各种不同美味食物的味道，其实是因为有鼻子的辅助。感冒时鼻子不通，吃东西时就好像失去味觉，其实是因为闻不到食物的气味。鼻子还能作为发声系统的共鸣箱，使声音圆润、宏亮，与声带发出的声音产生共鸣。

感冒时鼻子会流鼻涕，是因为鼻腔内部黏膜加速分泌含有溶菌素的黏液，对抗入侵的病毒。尤其

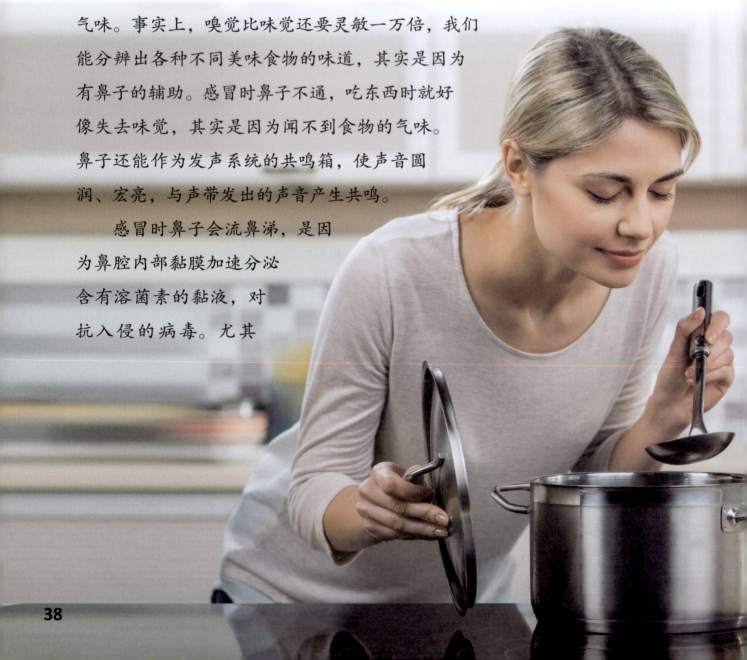

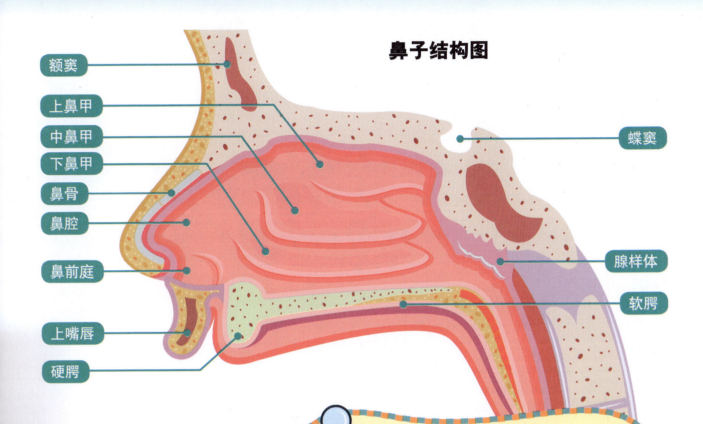

鼻子结构图

- 额窦
- 上鼻甲
- 中鼻甲
- 下鼻甲
- 鼻骨
- 鼻腔
- 鼻前庭
- 上嘴唇
- 硬腭
- 蝶窦
- 腺样体
- 软腭

在鼻窦附近会引起鼻炎或鼻膜肿胀，若不多加注意，就会演变成为鼻窦炎。

为了保护鼻子的健康，遇到较污浊的空气或是较易滋生病菌的场所时，要戴上口罩。平时也不要用手挖鼻孔，以免感染细菌。

尖挺的鼻子

摸摸自己的鼻子，你知道鼻子大都是由柔软的软骨与组织构成的吗？虽然摸起来软软的，不过鼻子还是很坚挺呢。鼻子之所以能够挺立，除了靠近眼睛的一小部分硬骨外，大多是靠皮下的软骨组织支撑，挺出鼻尖，将鼻腔隔出两个鼻孔。如果鼻软骨组织受损或移位，可能会造成鼻子塌陷或鼻梁歪曲不正。现在还有人会找鼻外科医师进行鼻子整形或隆鼻手术，植入硅胶或自己的软骨组织，让鼻子变得更挺立，来改变自己的外貌呢！

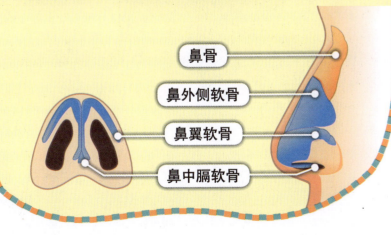

- 鼻骨
- 鼻外侧软骨
- 鼻翼软骨
- 鼻中膈软骨

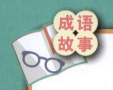

肝胆相照

用法：比喻以真心相见。

孔方和高信是两个志同道合的好朋友,他们决定一起做生意。孔方家中有老母亲和他相依为命,高信则是家有妻子和儿子要照顾。两人平常互助互信,合作的生意也非常成功,他们都很关照对方,还都认为对方家庭的负担重,应该多分些利润呢!

有一天,两人一起出远门购货。途中,孔方生了重病,虚弱不已,高信背着他去求医,还留在客栈里煎药,照顾他。

不幸的是,强盗来到这个村庄打劫,村里的人听到消息都纷纷躲避。消息传进了客栈,孔方虽离不了床榻,但担心高信的安危,便请高信赶紧离去。高信却不愿丢下身染重病的孔方,独自逃命。

当强盗冲进客栈想要大肆掠夺一番时,孔方对强盗说:"要杀就杀我吧!别伤他,他还要照顾妻儿。"高信也挺身而出挡在孔方的前面:"杀死一个病人算什么男子汉,要杀就杀我吧!"本来要打劫的强盗看到他俩在患难中仍然互相扶持,肝胆相照,也深受感动,就放过他们两人离去了。

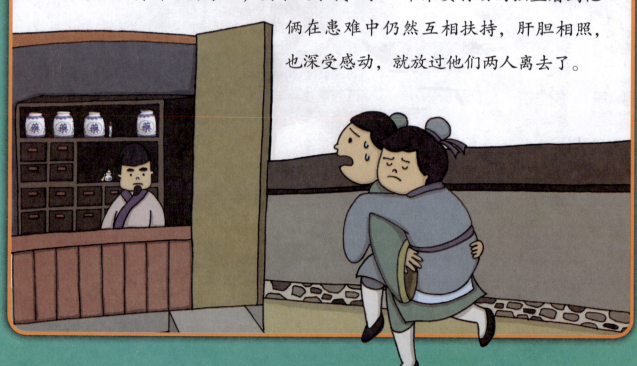

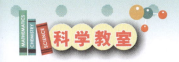

肝与胆

　　肝与胆是"哥俩好"的器官。肝脏位于右上腹，有肋骨架保护，是人体内最重的内脏器官（成人的肝脏重达1.5千克，但会随着年龄的增长而变小），也是人体中以代谢功能为主的器官。胆囊位于肝脏的后下方，外形像一个梨形的囊袋，负责储存及浓缩胆汁。

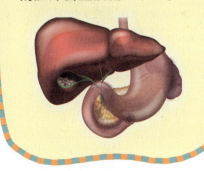

胆结石

　　胆汁有可能会因不同的原因，而在胆囊内形成小石头，阻碍胆汁流动，这时肝脏所制的胆汁会直接流入小肠。

　　肝细胞在进行化学反应时，会产生许多"副产品"，胆汁便是其中一种，可以溶解脂肪及酒精。肝脏每天会制造0.5～1升苦味的胆汁，储藏在胆囊内。

　　我们摄取食物后，当食物进入十二指肠时，胆囊会收缩，使胆汁进入十二指肠。胆汁随着食物进入小肠后，便会乳化脂肪物质，弄碎脂肪球，使其打碎与消化酶接触，让人体吸收。

　　胆汁也是一个人体的"排泄"管道。肝细胞在代谢血液里的养分、药物、毒物时，会把运作后所形成的废物送到胆管，再与胆囊中的胆汁浓缩混合，最后将那些代谢出来的废物（身体的脂质、胆固醇、药物、毒物等），随着胆汁一同进入消化系统，随着粪便排出体外。

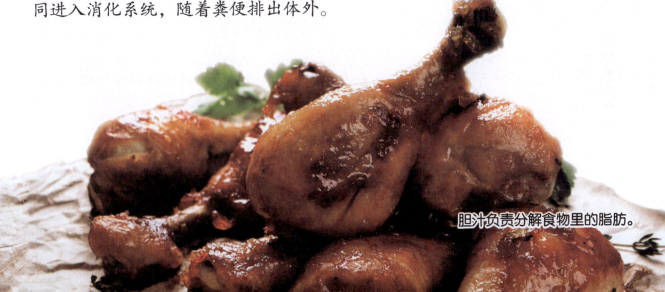

胆汁负责分解食物里的脂肪。

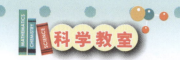

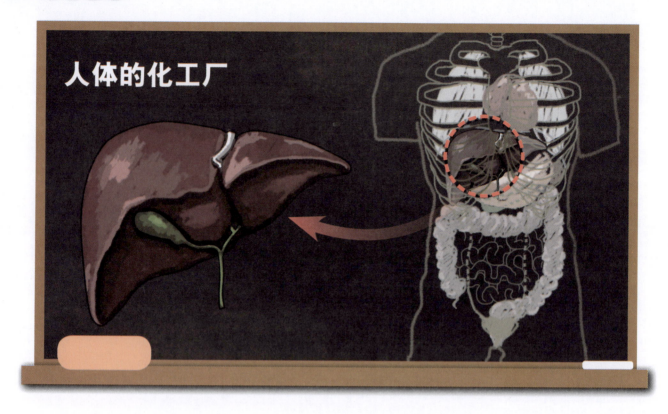

人体的化工厂

　　肝脏具有500多种功能，是人体的化工厂，无法用任何人造器官来代替。肝脏由3000亿个细胞组成，看起来表面光滑，实际上是由5万～10万个肝小叶组成，每个小叶中央有一条中央静脉，每条中央静脉处排列着数百个肝细胞，与微小的胆管和微血管互相交织，由微血管将饱含氧气和养料的血液输送给肝细胞。

　　肝脏能够制造消化酶，将肠、胃输送来的蛋白质、糖分及脂肪或胆固醇加以分解、合成后，储存于体内，或转换成能量，是身体重要的热源来源。肝脏的另一个主要功能是解毒，除了杀菌、排除废物外，还可减弱麻醉品的作用。

　　肝脏也是人体的营养加工厂兼仓库，如果身体摄入的维生素超过需要量，肝脏就会把多余的储存起来；维生素供应不足时，肝脏就把库存释放到血液中去。

　　肝细胞周围的微血管会将来自消化道、饱含氧气和养分的大量血液输送过来，进行加工。肝脏的血容量约为人体的14%，可供紧急用，每年过滤的血液量足以装满 23 辆油罐车呢。

肝脏是人体中唯一有再生功能的器官，就算切除 75%，也能发挥作用，甚至可能长回原来的大小。若长期摄取过量酒精，或罹患乙型、丙型肝炎等，长期伤害肝脏，则有可能会造成肝硬化。肝硬化时，肝细胞会慢慢死亡，由逐渐增加的纤维质取代，使肝脏硬化、萎缩，造成肝功能的丧失。

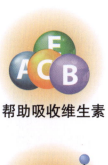 帮助吸收维生素

 合成胆固醇

储存肝糖

 合成氨基酸

 制造胆汁

 解毒

 制造酶

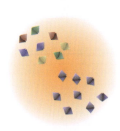

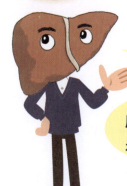 肝若好，人生是彩色的！

鲨鱼肝

鲨鱼属于软骨鱼类，身体里没有泳鳔来调节在水里的上浮或下潜，鲨鱼是靠油脂含量很高的肝脏来提供浮力。鲨鱼肝脏的重量很重，约占 1/3 的体重，搭配飞机翅膀似的胸鳍，可以让鲨鱼很灵活地控制身体的浮潜。

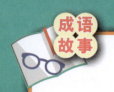

柔肠百结

用法： 比喻种种悲苦、缠绵的情丝都结于心中。

秋娘和跛脚两人青梅竹马。小时候，两人曾经互相许诺长大后要结为夫妻，两家人也期许两人以后可以成亲。

然而10年后，秋娘却开始因为跛脚走路难看，而有所嫌弃。有一天，外地来了一位卖胭脂的俊美青年，秋娘对他一见钟情，认为他才是自己的如意郎君。秋娘的父母认为胭脂郎的来历不明，大力劝阻秋娘，秋娘却不顾父母反对，与胭脂郎私奔去了。原本以为会是一桩美好的姻缘，没想到胭脂郎是个好吃懒做的赌徒，整天沉溺在赌桌上，钱财输光了以后，竟然将秋娘卖给酒家换钱。

跛脚得知秋娘的不幸遭遇后，便进城来寻找她，最后终于在酒家找到她。跛脚告诉秋娘她父母病逝的消息，秋娘想到自己悲惨的遭遇，柔肠百结，悲从中来，不禁痛哭出声……

跛脚赎回了秋娘后，两人回到家乡便成亲了，过上了安定的生活。

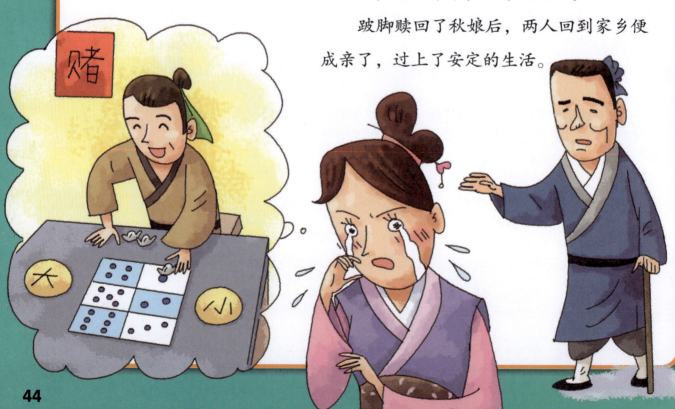

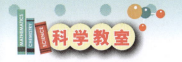

把食物变成养分

人体的消化系统将我们吃下去的食物进行分解，并且吸收它们的养分。食物的分解从口腔开始直到小肠全部结束。食物从胃进入十二指肠时，小肠分泌黏液，抵御胃酸对十二指肠的侵蚀，同时产生激素、刺激肝脏、胰脏和胆囊分泌消化物质，并分泌消化酶把食物分解成身体能利用的简单成分。

小肠分解结束后就会开始吸收养分，小肠分为三部分，第一部分是十二指肠，接受胃里来的化学物质和半消化食物；第二部分是空肠，大部分的养分在此吸收；第三部分是回肠，吸收剩余的养分，然后把食物残渣送进大肠。

成人的肠道每天会处理将近10升的食物、饮料和身体的分泌物。食物之中有95%以上的营养会吸收到身体里面，作为生命活动所需的"燃料"，剩下的才经由大肠排出。

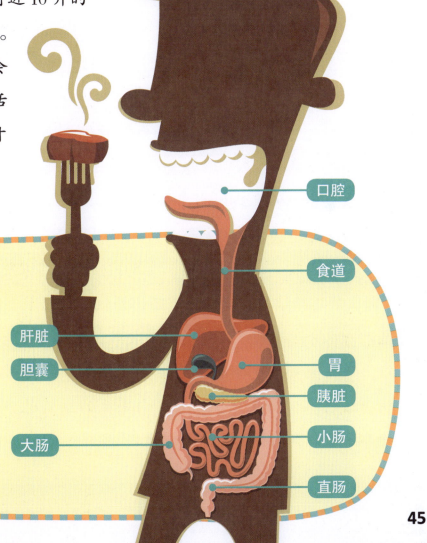

人体的消化系统
食物经过胃的消化后，由十二指肠负责最后把关，胰脏与胆囊分别提供消化酶与胆汁。

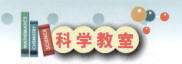

小肠与大肠

食物经过胃的分解之后，就会进入小肠了。小肠直径约3厘米，全长6~7米。内壁密布绒毛，绒毛表面由微绒毛所覆盖，肠壁上的黏膜细胞有杀菌作用，并能分泌黏液，可润滑食物以便通过消化道。由于小肠内壁上有许多绒毛，总面积高达200平方米，是人体表面积的3倍，如此才能有效地吸收养分。

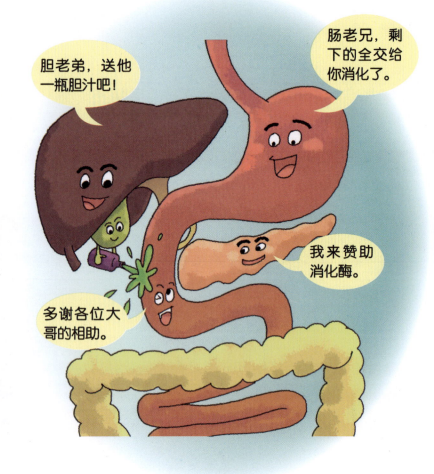

食物进入小肠后，小肠会快速收缩和消化，再缓慢蠕动，把食物往下推。一旦发现有毒物进入，推送动作就会立即加快，把毒物尽快排出体外。

盲肠位于人体腹腔右下部，接近小肠与大肠交界处，平时并没有作用，但如果出问题造成发炎时却会非常疼痛，这时可用手术割除。

小肠吸收完毕后，剩余的食物残渣就会进入大肠，大肠直径6.5厘米，长约2米，呈马蹄铁形，围绕在小肠的外侧。大肠主要帮忙吸收水分，当食糜经过大肠时，水分逐渐被吸入肠壁，形成半固体的粪便。

人体大肠内也会有细菌共生，这些细菌能将胃消化的养分再加处理，防止病原菌的入侵与繁殖。而大肠内寄生的细菌也会使食物残渣发酵，产生气体，一部分会由肛门排出，称为"放屁"。

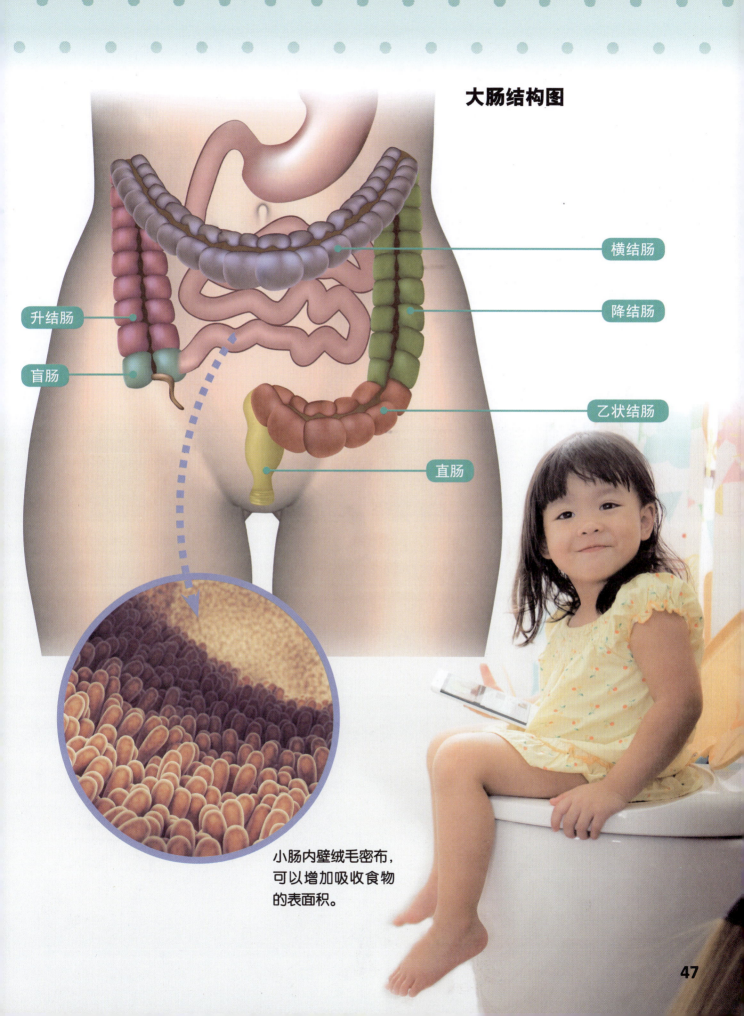

大肠结构图

- 横结肠
- 降结肠
- 乙状结肠
- 直肠
- 升结肠
- 盲肠

小肠内壁绒毛密布，可以增加吸收食物的表面积。

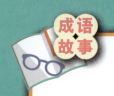

血气方刚

用法： 指年轻人精力旺盛，容易冲动，尤其喜好逞强争斗。

周处年少时，血气方刚，爱到处打架闹事，惹是生非。他会在店内吃霸王餐；闯进果园打下一地的果子；甚至还会对老妇人动手，动不动就会挥拳打人。当时人们对他惧怕不已，私下将他与南山白额虎及长桥大蛟合称为"三害"。

一天，周处见路上有个老人闷闷不乐，上前询问他为何愁眉苦脸，老人回答："三害没有除掉，怎么可能会高兴！"周处听闻后，便誓言要除掉三害。周处先上南山拿起弓箭射杀白额虎，除掉一大害。后来又拿起佩剑，潜入水中与蛟龙搏斗，打了三天三夜都没有回来。大家以为周处与蛟龙肯定两败俱伤，都死在河底了，这下三害皆已除掉，真是好事一件，民众们互相庆贺。

没想到第四天，周处杀死蛟龙平安回来，所有人都很吃惊，纷纷避走逃开。周处这时才知道人们有多痛恨他，甚至将他列为第三害，于是下定决心改过向善，专心学习，修养品格，后来成为一代忠臣，百姓皆为称颂。

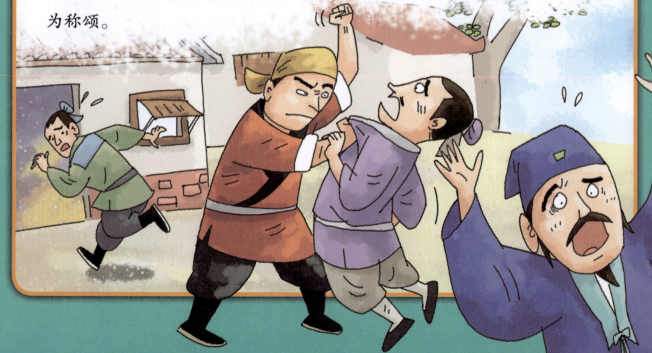

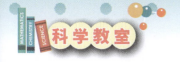

血液与血管

人体的血液由 55% 的液体血浆及 45% 的固体血球所组成，占体重的 1/13。人体共有三种血细胞，各有各的功能。红细胞专门负责运输氧和二氧化碳；白细胞捍卫身体，抵抗疾病和有害物质的侵袭；血小板则是凝固血液的主要因子。其中以红细胞的数量为最多，共有 25 兆个，如果横排成一串，总共可以环绕地球四圈半呢！

血浆中有 90% 以上是水，但含有数千种微小的物质，包括蛋白质、葡萄糖、盐、维生素、激素、抗体和废物，身体所用到的物质几乎全部都有。有了血浆，血液才能顺畅流通，把物质迅速分配给需要营养和保护的身体各部位，形成整个循环系统。

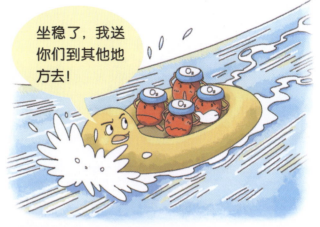

红细胞经由血管将肺部获得的氧气输送到全身去。

人体内的快速道路

人体内的血管可以让血液在里面快速流通，将营养输送到全身各部位。血管可区分成动脉、静脉及微血管。动脉比较厚实富有弹性，静脉里面具有瓣膜，微血管介于动、静脉之间，管壁极薄能让血液中的物质与周围身体组织流通。

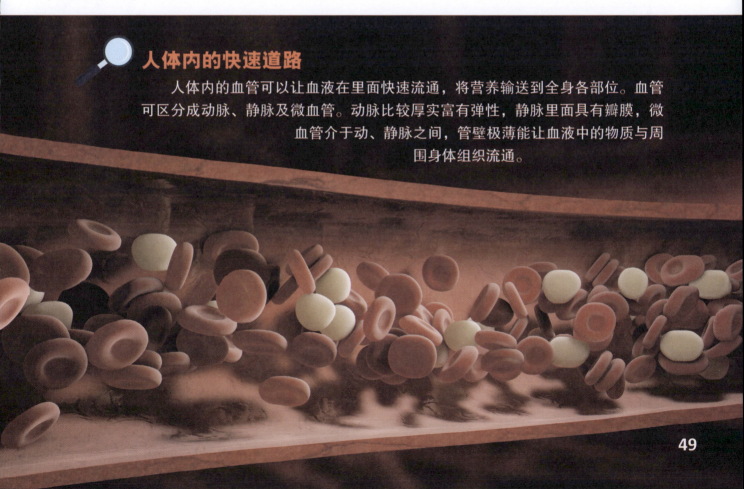

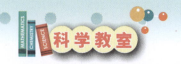

人体内的特殊部队

人体的血液有三种血球细胞：红细胞、白细胞、血小板。每个红细胞中有100万个血红素，可以携带肺中的氧气，输送给全身的细胞作为养分。红细胞携带着氧分子进入微血管，释放出氧分子后吸收细胞代谢产生的二氧化碳，再运送到肺部排出。红细胞的寿命只有约127天，老化的红细胞会被巨噬细胞吞噬，并且将血红素送到骨髓回收。骨髓也会以同样的速度制造及补充新血液，将制造好的红血球及血小板送进微血管中，因此骨髓又有"造血工厂"之称。

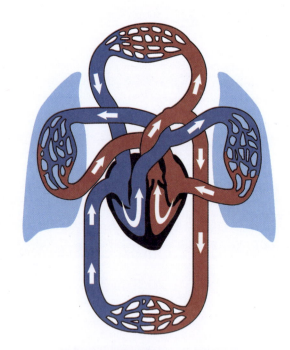

血液中的循环系统，从肺部输送氧气传送给全身。

白细胞没有颜色，可以在血液中四处游动，若有细菌入侵，便会从附近的微血管壁渗出，围拢过去，并且将病原菌加以吞噬。白细胞有部分是产自骨髓，有些则产自淋巴结、脾脏、胸腺、扁桃体或淋巴系统的其他部分。

当造成血管内壁受伤时，血小板会开始在伤口处凝聚成一团，堵住伤口，防止血液继续流出。白细胞也会在周围聚集，吞噬从伤口处入侵体内的细菌。

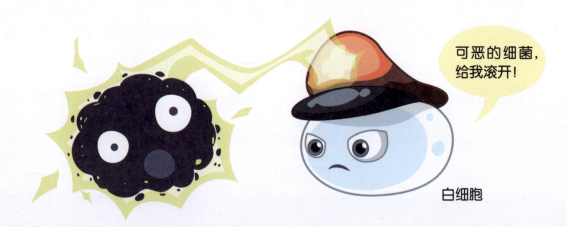

可恶的细菌，给我滚开！

白细胞

心脏则是整个血液循环系统的推动者。心脏的壁肌很厚，能以固定的规律进行强而有力的收缩，将血液输送到全身各处。为了维护心脏、血管及血液的健康，平常需要做适度的运动，保持心情愉快。

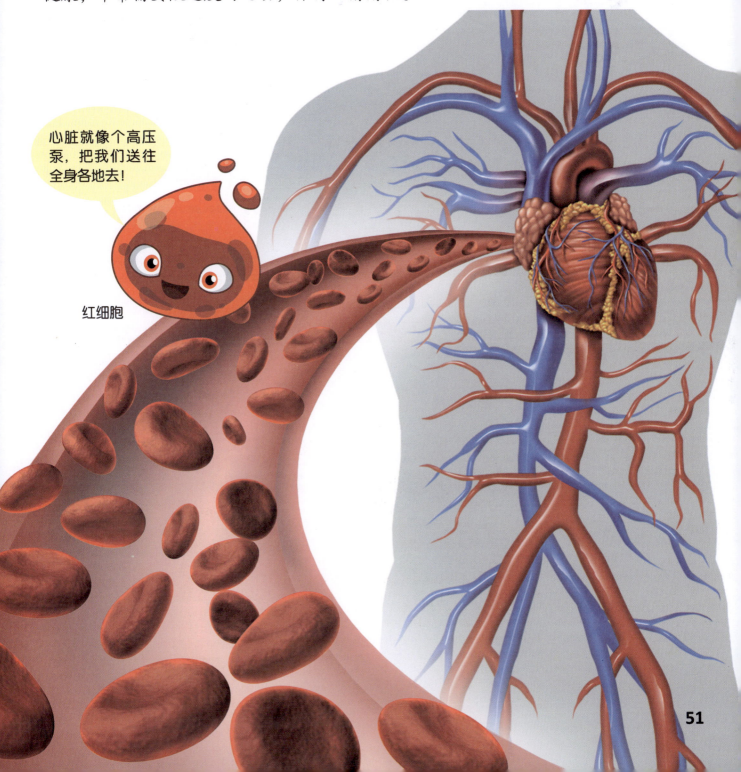

心脏就像个高压泵，把我们送往全身各地去！

红细胞

筋疲力尽

用法： 形容非常疲劳，一点儿力气也没有了。

战国末年，秦国日益壮大，秦始皇统一天下，不断对六国发兵，吞并六国，最后建立秦朝。

天下统一后，秦始皇又大兴工程，四处征召百姓。先是为了兴建阿房宫而动用三四十万的人力，再动用30万人修建陵墓，并且制作大量的兵马俑做陪葬。为了防止北方的匈奴南侵，又动用了数百万人修筑万里长城，并且命令蒙恬率军30万攻打匈奴。

秦始皇南征北讨，野心勃勃，再加上兴建多项工程，把百姓弄得筋疲力尽，民怨四起。秦始皇死后，秦二世胡亥即位，依然执行暴政。同年，陈胜、吴广率领民众揭竿起义，开启抗秦革命的第一步。后来，刘邦、项羽率兵大破秦军，秦朝灭亡，秦朝自统一后仅仅不到15年便灭亡了。

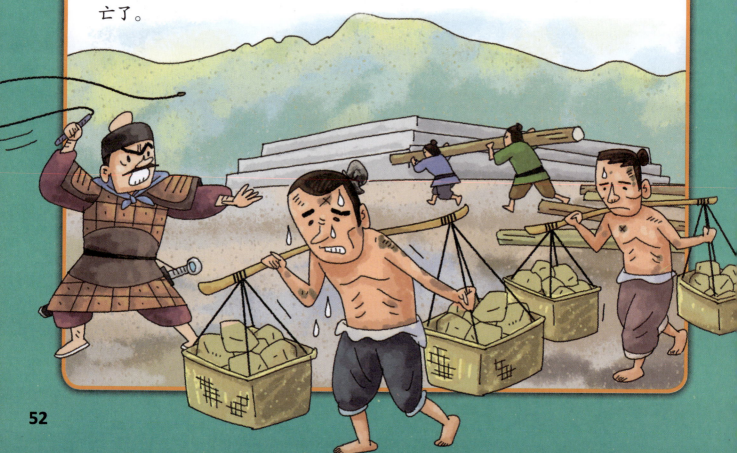

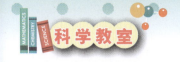

运动的最佳拍档

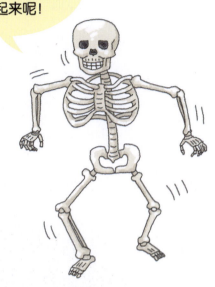

如果没有肌肉，就算有骨头支撑也还是站不起来呢！

"哇！好痛啊！"你有没有在大量运动后，全身肌肉酸痛的经历呢？肌肉是人体要进行运动时必不可少的重要组织，可以控制我们运动的行进方向或支撑我们的身体，如果没有肌肉，我们的身体就不能动了。

人体全身的肌肉总重量约占体重的40%。肌肉的功能有三种，进行运动、维持身体的姿势及产生大量体热。

运动时，肌肉都是成对进行动作的，一边进行收缩，另一边进行伸展。例如当你弯起手臂的时候，你会发现手臂上的肌肉会微微鼓起，这是因为上面的手臂肌肉进行收缩，长度缩短，肌肉就会向上凸起。手臂伸展的时候，肌肉就会伸展开来，高度也会变低。

肌肉如果不断进行适当的锻炼，就会变得越来越发达，也会变得更紧实。健美先生身上的肌肉，就是靠平常日积月累的锻炼，最后呈现出来的结果。

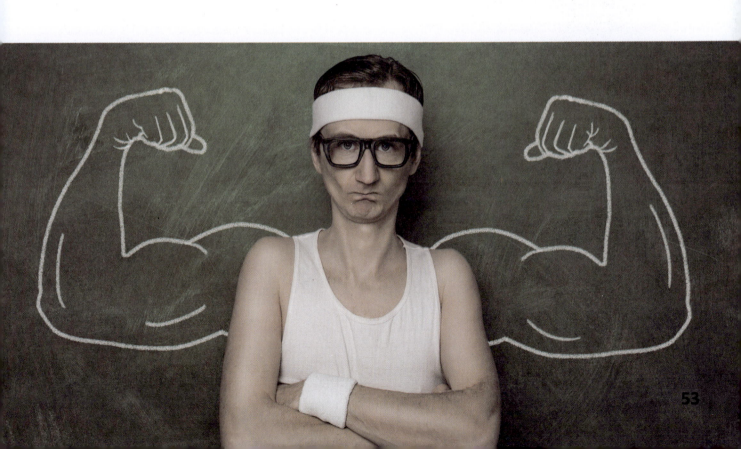

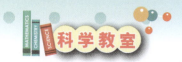

运动与肌肉

肌肉是由肌纤维组成的，肌纤维里面由数十条肌原纤维组成，数十条肌纤维由肌束膜包裹着组成肌束，每块肌肉又是由数十条肌束所构成。

人体的肌肉分成三种——附着在骨骼上的骨骼肌为横纹肌，可随意志自由收缩活动；构成内脏的平滑肌则不受意识所控制，会缓慢而持久地自动收缩；另一种则是心脏特有的心肌，会规则有力地自动收缩。

运动能使身体生出新的微血管，使肌肉更为发达，有益于新陈代谢。但如果长久不做运动，肌肉会逐渐萎缩。运动过度则会损伤肌肉与骨骼。进行激烈运动时，肌肉收缩会产生乳酸，乳酸累积得越多，就会使肌肉膨胀，产生酸痛感。

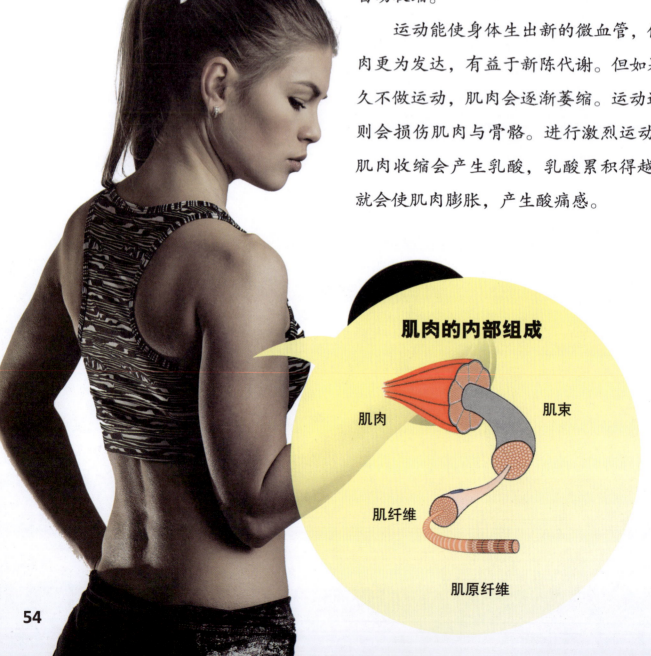

肌肉的内部组成

肌肉　肌束　肌纤维　肌原纤维

平时多摄取含丰富蛋白质的食物，配合适度的运动，可使肌肉更加发达，身体也会更健康。但若是进行过于激烈的运动，而造成运动伤害，那就不划算了。除了过度的运动，平常姿势不良也会使肌肉疲倦，甚至导致骨骼畸形。

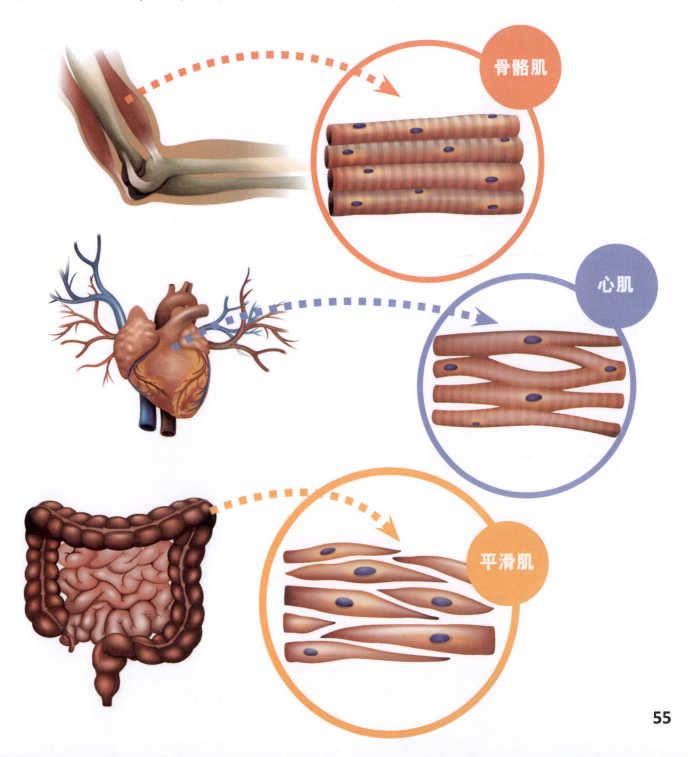

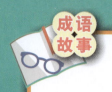

不寒而栗

用法： 不寒冷而发抖，形容非常恐惧。

义纵是汉朝河东人，年少时不学好，曾经参加过强盗集团。

义纵的姐姐义姁是位女名医，因为医术高明，帮王太后医好疾病。一日，王太后问她是否有家人当官，义姁回答："有一位弟弟，但是行为放荡，不能当官。"但王太后欣赏义姁，于是，义纵靠此关系受封中郎，后来又被派去当上党郡中的县令。

义纵执法相当严厉，不接受别人的请托与说情。后来升迁担任河内郡都尉，到任后便诛杀郡内恶霸，因此河内郡治安相当好，路不拾遗。就连过去的强盗头子也前来投靠，领军作战，英勇杀敌。

后来义纵奉调担任定襄太守，定襄这地方原本治安混乱，官盗勾结，义纵一到定襄后，便斩除数百名贪官、恶霸，狱中的犯人与来探望想要为犯人开脱罪行的家属，也都全部判处死刑。

从此以后，定襄的民众只要一听到义纵之名，即使是大热天，也会感到不寒而栗。

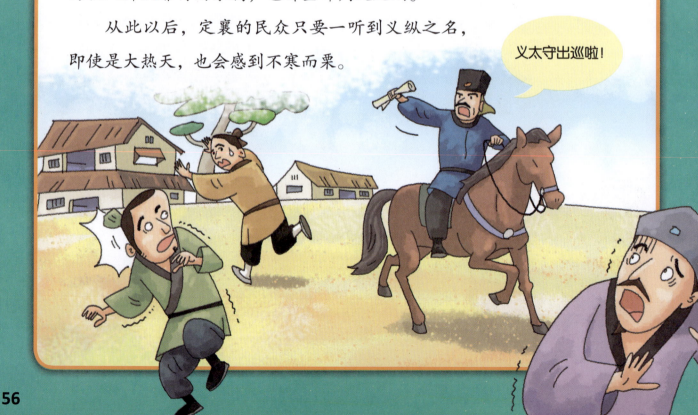

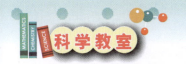

神秘的器官——内分泌

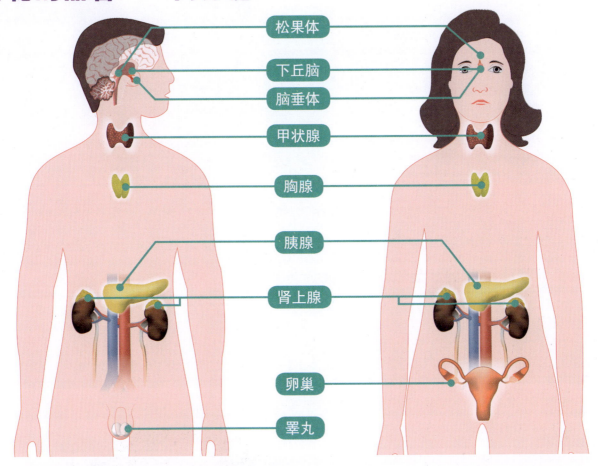

人体里的内分泌腺没有导管，分泌物称为激素，可以直接流入血液中，输送到体内各种组织细胞内。人体的内分泌腺包括脑垂体、甲状腺、胸腺、肾上腺、胰腺及性腺。不同的内分泌腺有各种不同的功用。

脑垂体控制骨骼的生长，并调节其他内分泌腺的活动；下丘脑可以控制脑垂体的分泌工作、体温、饥渴感和性欲。松果体则与昼夜节律功能和生殖系统有关。

甲状腺控制身体代谢与生长速率；副甲状腺则控制血液的含钙量。胸腺控制儿童体内一种抗感染的白血球的生产；肾上腺控制体内盐分与水分的平衡，以及帮助身体应付紧急情况；胰腺则能控制血液的含糖量。性腺包括女性的卵巢，可以控制性发育和产生卵子；男性的睾丸则控制性发育和产生精子。

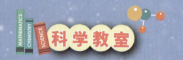

人体的生理反应

为什么我们在寒冷的时候,会不由自主地全身发抖呢?当面对不同的情绪与外在环境时,身体会产生不同的生理反应。天冷时,皮肤里的寒冷感受器向下丘脑发出信号。于是下丘脑向皮肤中微血管下达收缩命令,降低血液循环速度,减少体热的散失。通知与毛囊相连的立毛肌收缩,使毛发竖起,并产生鸡皮疙瘩。经由发抖这一种肌肉活动,可以制造更多的热量来御寒。这一连串的生理反应,可以减少体热散失,并促进身体产生更多体热,身体便更能够抵御寒冷,适应外在的环境。但要注意天气极度寒冷时,皮肤的血液循环因血管收缩会不顺畅,使细胞功能衰退,可能会造成冻伤。

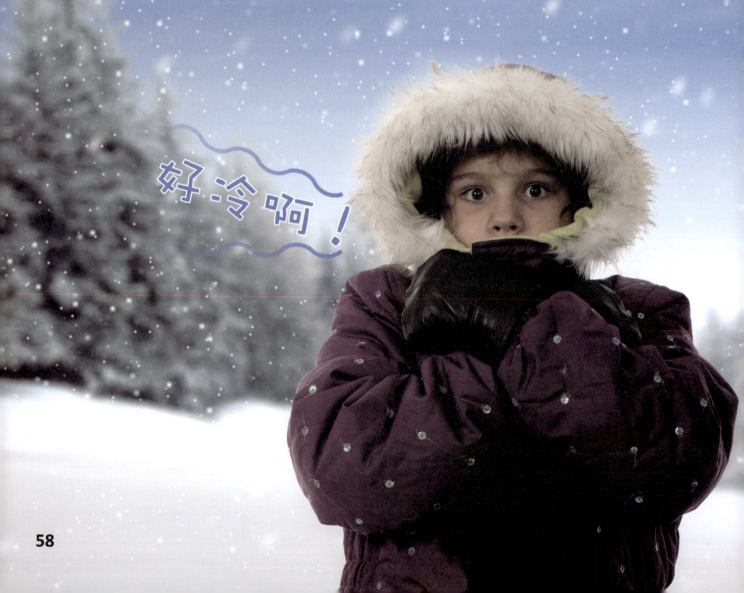

不过即使天气不冷时，人遇到危急情况也会有类似的生理反应——体温降低，直冒冷汗，或使毛发竖起、表皮血管收缩，以防受伤时大量流血。这是因为有肾上腺分泌的缘故，但如果经常遭遇危急情况，肾上腺素的分泌过于频繁，对于身体的健康可能就会有害了。因此平常要多加注意周围环境及保持心情愉快。

人体的体温调节

人属于恒温动物，体温必须保持在一定的范围内才能正常活动。当感觉到寒冷或炎热时，下丘脑的体温调节中枢便会自行调节体温，下达一连串的指令使身体产生各种反应。

天冷时，皮肤血管会收缩，减少血流量；减少排汗，并且肌肉会不自主地颤抖；同时也会产生食欲，增加进食。这些生理反应都是为了要抑制体热散失并且增加产热。天热时，则会进行完全相反的反应；血管扩张并增加排汗，加速散热并减少产热。

收到啦！我马上处理。

好冷啊！快发送电报给下丘脑。

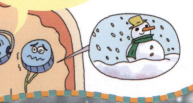

成语故事：日出而作，日入而息

用法：太阳升起就起来劳动，太阳下山就休息。原指上古人民的生活方式，后亦泛指单纯简朴的生活。

张大是个辛勤耕种的农夫，每天日出而作，日入而息。早上公鸡一啼叫，张大就会准时起床，下田耕种，从不怠慢。每天傍晚太阳下山后，一整天的辛劳带来一丝睡意。张大回到家后吃完晚餐，盥洗完毕就准备上床就寝。

这天早晨，公鸡却没有啼叫，张大依然准时清醒过来。他原本以为现在还是夜晚所以鸡没有啼叫，睁眼一看太阳已经露出山头了。张大不做多疑，还是准备好下田耕种，后来他才发现原来公鸡已经被野猫给吃了。

张大有一个小儿子，因为要参加科举考试而每日苦读，不论何时何地都拿着书本背诵，就连在夜里都会挑灯夜读。张大担心儿子每天熬夜念书身体会吃不消，提醒他要早点儿就寝休息。然而，儿子一心只想着要考上进士，并没有把话听进去。

到了要上京赶考的日子，儿子因为长期熬夜念书再加上赶路的疲惫，结果生了重病；即使如此他还是抱病赶往考场赴试，但在精神不济的状况下终究名落孙山，失落的他只得返回家乡休养。

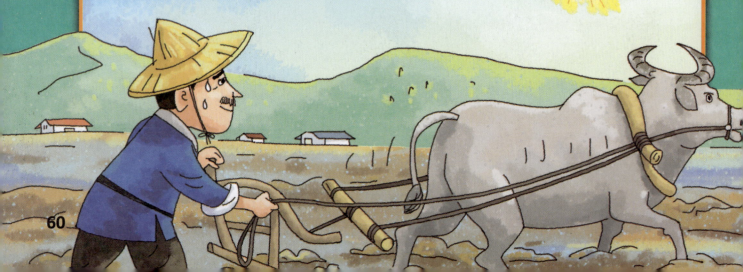

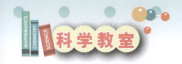

适应环境的生理时钟

生物有着每一天的生活节奏,表面上看起来好像是受到外在环境的影响,实际上生物本身即具备的生理时钟刚好可以配合环境的周期变化。生理时钟又称为"生物钟",是存在于人体体内的生理规律,不但能影响到人体活动的节奏,同时也影响到各种生理机能。

"日出而作,日入而息",人类的老祖宗早就察觉到了这一点。正常情况下,这种天然的生理规律如同时钟般运行着,以便和大自然日日夜夜同步,使体内的各器官功能协调一致,透过复杂的内分泌系统、免疫细胞等内部规律来调整行为。这种能力是长久以来,生物为了适应环境周期而自然具备的。有了这个先天获得的能力,生物得以在这个有周期性的环境里做适当的活动分配。

目前发现在哺乳类中,与生理时钟有关的部位大都集中在下丘脑下部的视交叉上核,松果体产生的褪黑激素配合日照也同样能影响这个节律。

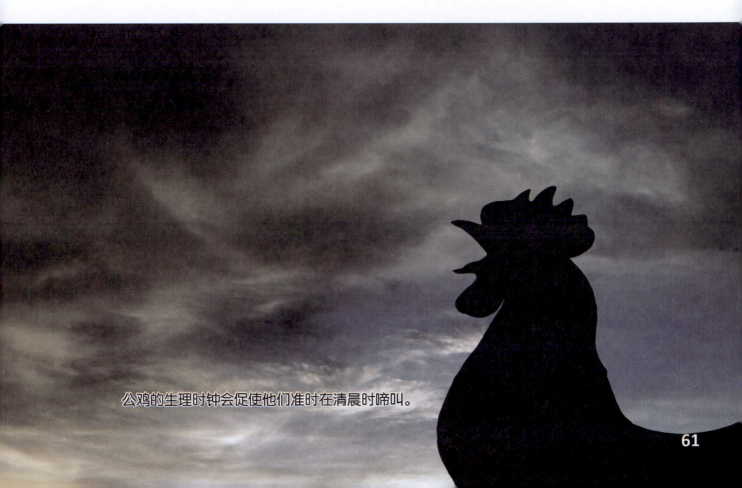

公鸡的生理时钟会促使他们准时在清晨时啼叫。

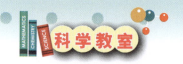

生理时钟

人体内的许多生理机能大都具有一定的规律，例如心脏的跳动（每分钟达 60～70 下）、呼吸（一分钟约 15 次）等都是有时间规律的运动。大部分的生理周期都是接近一天左右，多与昼夜变化同步。这些长短不同的生理周期，不断在体内反复进行着。但有些周期则是从几个小时甚至几星期都有，这些周期似乎都是由下丘脑控制。

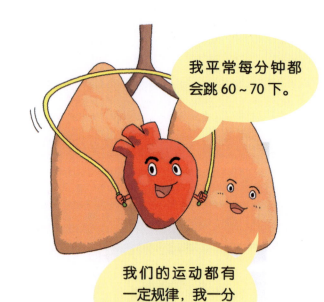

我平常每分钟都会跳 60～70 下。

我们的运动都有一定规律，我一分钟呼吸 15 次。

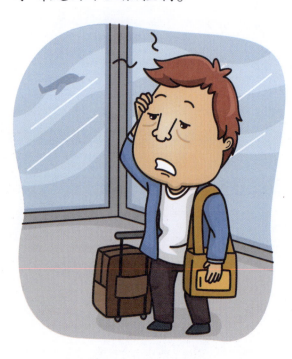

进行长途飞行时，人们会因为跨越不同时区而产生时差问题，使身体产生不适应感。尽快调整为当地的用餐与睡眠时间，可以减轻时差所带来的不适。

如果我们搭飞机跨越时区到远方旅行时会产生时差反应，就需要休息一段时间才能将生理时钟调整回来。生病发烧的人则是因为身体的活动周期加快，所以感觉时间过得比实际还要长。

此外，心理的状态也会影响对时间的感觉。例如失眠时，就会觉得夜晚很长。在快乐的游戏或活动中，却又觉得时间过得特别快。

人体也会跟着四季有规律的季节而变化，人体的皮下脂肪厚度会随季节而变。胎儿的生理时钟则会与母亲的生活步调一起调整，保持一致。

需要校正的生理时钟

有科学家经由实验发现一个人在没有计时器且亮度及温度不变的环境中,其生理时钟周期是 25 个小时。人类的昼夜节律需要有自然光做矫正,若是长期躲在室内而日照不足,则容易产生失眠或生理失调。在日照不足的寒冷地区,如北欧,容易得冬天抑郁症,若以光疗法增加阳光的曝晒,则能改善这种病的症状。

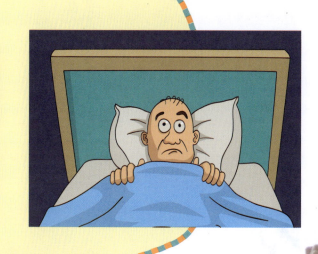

小牛顿 科学与人文

成语中的科学（全6册）

中国源远流长的五千年文明，浓缩发展出了充满智慧的成语。在这些成语背后，其实有着与其息息相关的科学知识。本系列将之分为植物、动物、宇宙、物理、化学、地理、人体等多个领域。根据每则成语的出处背景或意义，编写出生动有趣的故事，搭配精细的图解，来说明成语背后所蕴含的科学原理，让孩子在阅读成语故事时，也能学习科学知识！

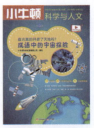 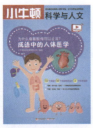 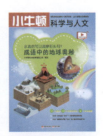
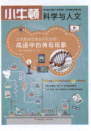 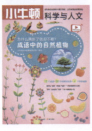 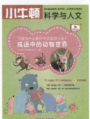

内容特色：

1. 涵盖植物、动物、宇宙、物理、化学、地理、人体等七大领域。
2. 用90个主题、180个细分科学知识点来讲解，近千幅全彩高清插图配合知识点丰富呈现，内容详实有深度。
3. 配以23个有趣的科学视频进行拓展，扫描二维码即可快捷观看，利用多媒体延伸阅读。
4. 将"科学"与"人文"相结合，将科学的触角伸入更多领域，使科学更生动、多元、发散。

全套6册精彩内容
90个成语
180个科学知识点
23个科学视频

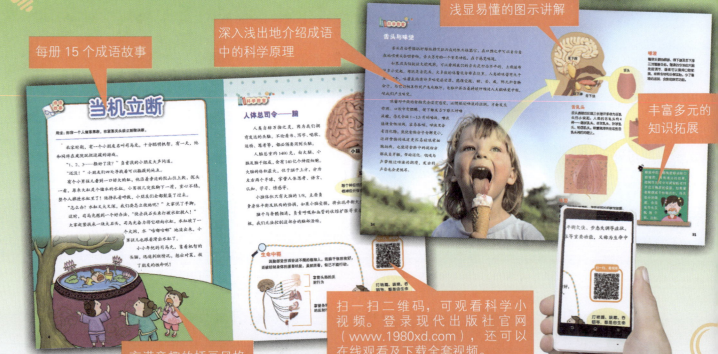

- 每册15个成语故事
- 充满童趣的插画风格
- 深入浅出地介绍成语中的科学原理
- 浅显易懂的图示讲解
- 丰富多元的知识拓展
- 扫一扫二维码，可观看科学小视频。登录现代出版社官网（www.1980xd.com），还可以在线观看及下载全套视频。

小牛顿 科学与人文

故事中的科学（全6册）

故事除了有无限丰富的想象力，还可以带给孩子什么启发呢？本系列借由生动的故事，引发儿童的学习动机，将科学原理活泼生动地带到孩子生活的世界，拉近幻想与现实的距离，让枯燥生涩的科学知识染上缤纷色彩。本系列分成动物、植物、物理、化学、地理、宇宙等领域，让孩子在阅读过程中，对科学知识有更系统性的认识，带领孩子从想象世界走进科学天地。

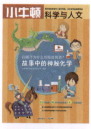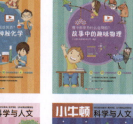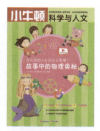
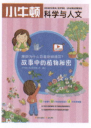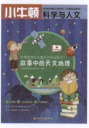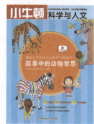

内容特色：

1. 涵盖动物、植物、物理、化学、地理、宇宙等六大领域。
2. 用90个主题、180个细分科学知识点来讲解，近千幅全彩高清插图配合知识点丰富呈现，内容详实有深度。
3. 配以24个有趣的科学视频进行拓展，扫描二维码即可快捷观看，利用多媒体延伸阅读。
4. 将"科学"与"人文"相结合，将科学的触角伸入更多领域，使科学更生动、多元、发散。

全套6册精彩内容
90个故事
180个科学知识点
24个科学视频

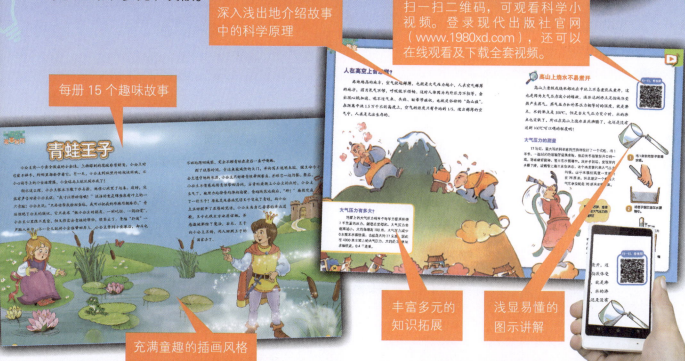

- 每册15个趣味故事
- 充满童趣的插画风格
- 深入浅出地介绍故事中的科学原理
- 丰富多元的知识拓展
- 浅显易懂的图示讲解
- 扫一扫二维码，可观看科学小视频。登录现代出版社官网（www.1980xd.com），还可以在线观看及下载全套视频。

版权登记号：01-2018-2117

图书在版编目（CIP）数据

为什么看着酸梅可以止渴？：成语中的人体医学 / 小牛顿科学教育有限公司编著. —北京：现代出版社，2018.5（2021.5重印）

（小牛顿科学与人文. 成语中的科学）

ISBN 978-7-5143-6939-7

Ⅰ. ①为… Ⅱ. ①小… Ⅲ. ①人体—少儿读物 Ⅳ. ① R32-49

中国版本图书馆CIP数据核字（2018）第054256号

本著作中文简体版通过成都天鸢文化传播有限公司代理，经小牛顿科学教育有限公司授予现代出版社有限公司独家出版发行，非经书面同意，不得以任何形式，任意重制转载。本著作限于中国大陆地区发行。

文稿策划：	苍弘萃、余典伦
插　　画：	张彦华　P4、P5、P32、P33、P40
	许文伟　P6、P7
	陈瑞松　P8、P9、P12、P15、P16、P18、P20、P23、P24、P27、P28、P31、P36、P37、P43、P44、P46、P48、P49、P52、P53、P56、P59、P60、P62
	许世模　P35
	小牛顿数据库　P6、P33
照　　片：Shutterstock	P1~P3、P5、P7、P9~11、P13~P15、P17、P19、P21~23、P25~27、P29~31、P33~35、P37~39、P41~43、P45、P47、P49~51、P53~55、P57~59、P61~63P37、P39、P42、P43、P45~47、P49~51、P53、P55、P57~59、P61~63

为什么看着酸梅可以止渴？
成语中的人体医学

作　　者	小牛顿科学教育有限公司
责任编辑	王　倩
封面设计	八　牛
出版发行	现代出版社
通信地址	北京市安定门外安华里504号
邮政编码	100011
电　　话	010-64267325　64245264（传真）
网　　址	www.1980xd.com
电子邮箱	xiandai@vip.sina.com
印　　刷	永清县晔盛亚胶印有限公司
开　　本	889mm×1194mm　1/16
印　　张	4.25
版　　次	2018年5月第1版　2021年5月第4次印刷
书　　号	ISBN 978-7-5143-6939-7
定　　价	28.00元

版权所有，翻印必究；未经许可，不得转载